MOI M'E.M.

Le combat d'un médecin contre
l'encéphalomyélite myalgique /
le syndrome de fatigue chronique

Dr. K.N. Hng

ISBN : 9781073403622

Avertissement :

Ce n'est pas un manuel médical.

Il ne s'agit pas d'un guide complet sur l'EM/SFC.

Ce livre ne fait pas de recommandations sur les tests ou les traitements.

Ce livre ne remplace pas une évaluation appropriée par un médecin qualifié.

Aucune garantie n'est donnée quant à l'exactitude, la mise à jour ou l'absence d'ambiguïté des informations fournies dans ce manuel.

L'auteur et l'éditeur n'assument aucune responsabilité quant aux mesures prises après la lecture de ce livre.

Contactez-nous, achetez notre album,
ou collaborez à l'éducation médicale :
RColourMusic@hotmail.com

Groupe Facebook :
Dr Hng's ME/CFS Friends – soyez tous les bienvenus !
(des règles de groupe s'appliquent)
**https://www.facebook.com/groups/
drhngsfriends/**

Twitter :
Dr Hng's Friends @DoctorwithME

Donnez ce livre à votre
médecin accompagné de cette lettre !
http://bit.ly/HngLetter-w-book-French

Document gratuit pour les professionnels de santé :
http://bit.ly/DrHngIntro2ME-French

VEUILLEZ faire un don pour l'éducation médicale :

Dr. Hng's M.E. Education and Research Fund CIC

The Royal Bank of Scotland

Sort code : 83-04-25

Account number : 19374150

IBAN : GB76RBOS83042519374150

SWIFT BIC : RBOSGB2L

Mes photos :

http://bit.ly/DrHngPhotos

Dédicace

Ce livre est dédié à tous les patients atteints d'EM/SFC, un groupe de patients incompris, négligés et oubliés, dont beaucoup sont morts faute de recevoir l'aide dont ils avaient besoin, et/ou ont subi d'autres souffrances suite à des traitements nuisibles et inadaptés.

Cette vidéo YouTube est une belle dédicace :

**http://bit.ly/MEandMe
Dedication**

Préface

J'ai une histoire à raconter. Il y a beaucoup de choses dans ce livre que je ne suis pas du tout à l'aise de partager, mais je tiens à raconter toute l'histoire. J'ai donc décidé de la partager. J'espère que cela aidera à éduquer, informer et sensibiliser les gens. D'après ma propre expérience, en tant que médecin et ensuite en tant que patient, cette pathologie est mal comprise. Après tout, ne sommes nous pas *tous* fatigués du matin au soir ?

SOMMAIRE

Pas assez bien

J'étais médecin. J'étais un jeune médecin très expérimenté, au planning chargé, travaillant pour le National Health Service. Puis je suis tombée malade d'une encéphalo-myélite myalgique, aussi connue sous le nom de syndrome de fatigue chronique.

J'ai lutté désespérément pendant des mois, voire des années. Ne pas être performant au travail, se faire dire que j'étais lente à la clinique, que je ne faisais pas preuve de leadership, que je ne me comportais pas comme un spécialiste, etc. J'étais si épuisée tout le temps que j'ai à peine réussi à faire le minimum. J'ai bu de plus en plus, et encore PLUS de café, pressant jusqu'au dernier gramme d'énergie mon pauvre corps fatigué.

Pour n' avoir été « pas assez bien », on m'a balancé plus de choses. Plus d'évaluations basées sur le travail, plus d'expertises, plus de réunions, plus d'activités pour remplir mon portfolio, en plus des cours habituels, des devoirs de 1500 mots et des présentations pédagogiques à préparer. Cela n'a fait qu'ajouter à ma charge.

J'ai essayé plus fort. BEAUCOUP plus fort. Rester debout tard tous les soirs à travailler sur tout ce qu'on me demandait, à lutter contre le sommeil. Investir des heures dans les activités d'enseignement et passer à toute vitesse dans les services. Travailler sans relâche pendant les éreintants tours de garde de 12 heures 30 de jour comme de nuit, en luttant contre l'épuisement.

J'ai suivi jusqu'à neuf patients dans un service, dopée au café et fonctionnant grâce à la volonté pure et simple. Lorsqu'un spécialiste est soudainement tombé malade (et n'est malheureusement jamais revenu), j'ai pris en charge et géré des services supplémentaires toute seule.

Mais peu importe mon investissement, ce n'était jamais assez. Mon temps de formation a été prolongé parce que je n'avais pas prouvé que j'étais capable d'assumer la lourde charge de travail et les responsabilités d'un médecin spécialisé.

Un combat désespéré

Un soir, alors que j'étais de garde, je n'arrivais pas à me lever de ma chaise au bureau. Et cela a duré la nuit entière. Tout mon corps s'était transformé en plomb, en un poids énorme. Un puissant aimant attirait chaque partie de mon corps contre le bureau, le siège et le sol. La seule chose que j'ai réussi à faire, c'était répondre aux questions du médecin de première année, négligé, laissé seul dans le bâtiment. Avec beaucoup de difficulté, forçant ma tête et mes bras à bouger pour travailler au téléphone.

C'était le signal. C'était sérieux. Et j'ai pris des mesures désespérées. J'ai payé un hôtel quand j'étais de garde la nuit, juste pour essayer de dormir et d'être plus performante, et mon enfant a souvent manqué son bain pour réduire le fardeau que cela représentait. Mon patron m'a envoyé en hypnothérapie.

En désespoir de cause, je me suis rendue chez le médecin

du travail. Pour la première fois, j'ai pu exprimer comment j'ai lutté, mais échoué. Un fait qui jusqu'à présent avait dû être caché, dans mes efforts pour prouver mes capacités. J'ai fondu en larmes.

~ ~ ~ ~ ~ ~ ~

Après cette visite, j'ai commencé à prendre un antidépresseur. Et j'ai dû faire face à de terribles effets secondaires. Maintenant, en plus de tout le reste, j'ai souffert de constipation sévère et j'ai dû gérer d'incroyablement longs passages aux toilettes, me sentant constamment ballonnée, prenant du poids et puisant encore plus dans mon temps et mon énergie. (sanglots !)

Mes gardes ont été légèrement réduites, mais je ne me suis pas rétablie. Ça a juste ralenti mon déclin. Après une longue journée (12,5 heures), j'étais complètement effondrée toute la journée suivante, ce que j'ai accepté comme normal. Mais les deuxième et troisième jours, je me sentais toujours exactement pareil, comme si j'avais été de garde la veille.

Je souffrais constamment d'une légère douleur. Tous mes muscles étaient raides et chaque mouvement me faisait mal, comme si j'avais couru un marathon le jour précédent. La situation s'est aggravée après chaque garde et, pendant des jours, chaque mouvement constituait un test de la volonté contre la douleur et l'épuisement. Et je ne savais toujours pas que j'étais malade.

Les quatrième et cinquième jours, je ne me sentais qu'un tout petit peu mieux. Je luttais encore contre l'épuisement, j'avais mal et je me battais pour exceller. Quand la garde suivante est arrivée, je ne m'étais toujours pas remise. A la fin d'une des gardes, j'ai dû avoir l'air épouvantable, car un collègue, en me voyant, s'est exclamé : « Ça, c'est une femme brisée ! »

~~~~~~~

Se lever le matin exigeait un effort surhumain. J'ai commencé à régler mon réveil plus tôt pour me donner plus de temps pour me préparer. Je ne conduisais pas prudemment. Non seulement je me suis endormie sur la route en rentrant du travail, mais j'ai eu du mal à rester éveillée sur le chemin en y allant. Le trajet d'une heure et demie n'a fait qu'empirer les choses. Une « courte journée » durait 12 heures. J'avais constamment peur de mourir dans un accident de voiture et de laisser mes enfants orphelins.

Une fois à la maison, je m'effondrais sur le canapé pendant une demi-heure ou plus. Cela a bouleversé mes enfants, qui avaient hâte de me voir, alors mon mari et moi avons décidé que je devais me garer quelque part et me reposer dans la voiture avant de rentrer à la maison. Ma santé s'est encore détériorée, et j'ai fini par dormir sur le parking de l'hôpital avant de rentrer chez moi, car je ne pouvais pas faire face au trajet.

Après de longues journées, même si j'en avais besoin, j'étais trop épuisée pour prendre une douche. Des vêtements de rechange ont dû faire l'affaire.

Ce n'est pas
une dépression !

Le 29 juin 2016, six mois après cette nuit fatidique, je ne pouvais plus continuer. Je n'oublierai jamais ce jour-là. Je suis allée chez mon médecin généraliste, j'ai encore éclaté en sanglots et j'ai crié : « Je ne me sens pas en sécurité ! » Je savais que si je continuais ainsi, je tuerais quelqu'un.

Les sanglots incontrôlables m'ont à nouveau valu un autre antidépresseur. Cette fois, ça m'a fait arrêter de manger, et je suis devenue très faible par conséquent. Quand j'ai réalisé ce qui s'était passé, j'ai jeté le reste. Je ne pouvais pas me permettre d'être encore plus malade, et j'étais encore sous le choc des effets secondaires du premier !

Avec le premier antidépresseur, j'avais persévéré pendant plus de deux mois, sachant qu'il faut du temps pour obtenir un effet. Je ne me sentais pas déprimée, mais j'étais si désespérée d'avoir une explication, que quelqu'un sache quoi faire, que j'étais prête à tout envisager. Et ce fut une expérience vraiment horrible, tout en menant mon combat perdu au travail. Même après avoir cessé de prendre les comprimés, il a fallu plusieurs mois avant que je ne me sente moins ballonnée, et un total de six mois avant que je ne me sente de nouveau normale. La constipation avait été si grave que j'avais vraiment l'impression que mes intestins s'étaient complètement grippés et que je transportais littéralement un énorme poids ! Les jours passaient sans que j'aie besoin d'aller aux toilettes. Quand j'y suis finalement allée, l'envie était timide, et cela s'annonçait un exercice long, difficile et énergivore que je ne pouvais pas vraiment me permettre.

Je ne me suis jamais sentie déprimée, même avec tout ce que je vivais. J'ai toujours eu une vision positive de la vie, avec une tendance à l'optimisme. Au travail, je n'ai jamais douté de ma capacité à réussir et à devenir spécialiste, malgré tout. Même à la maison, allongée sur le canapé, les yeux fermés parce que j'étais si malade, j'étais heureuse. J'ai adoré le son précieux de mes enfants qui jouaient, et je me suis sentie si heureuse de me reposer enfin !

J'ai finalement été diagnostiquée à la clinique spécialisée EM/ SFC. Ils ont confirmé que je n'étais pas déprimée. J'ai fait l'objet d'un dépistage approfondi de la dépression, de l'anxiété et de l'apnée du sommeil, et j'ai obtenu un score proche de zéro pour chaque test. Le spécialiste a dit : « Ce n'est pas parce que vous pleurez que vous êtes déprimée. »

Légère - réduction significative de l'activité

Modérée - réduction des activités de 50% environ

Sévère - la plupart du temps confiné à la maison

Très grave - la plupart du temps alité et peut avoir besoin d'aide pour les activités de base

L'abc du consensus international 2012. Référence complète à la page 113-114.

A terre

La vie était un véritable ENFER avant que je ne parte en congé maladie. Je voulais désespérément rester à la maison et dormir, mais je n'avais aucune « raison » de m'absenter du travail, aucune « maladie », et il n'y avait manifestement rien qui clochait chez moi. Le simple fait d'être épuisée n'était pas une raison acceptable. Au lieu de cela, c'était la norme acceptée !

En tant que médecin, vous faites des gardes, à tour de rôle, implacables et insoutenables dans la durée. ET passez des examens, remplissez votre portfolio, assistez à des cours, préparez des ressources pédagogiques et entreprenez des projets supplémentaires tels que l'audit, l'amélioration de la qualité ou la rédaction de rapports de recherche pour publication, le tout sur le temps libre, simplement pour prouver votre compétence et vos aptitudes professionnelles après avoir reçu votre formation. Entre-temps, les gardes deviennent de plus en plus pénibles, car les effectifs diminuent de façon incontrôlable en raison de changements dans la politique du gouvernement. Il est donc normal d'être épuisé.

Fin 2013, je suis retournée au travail après une absence prolongée en congé de maladie et de maternité. J'ai échoué lamentablement. Mon responsable m'a demandé : « Qu'est-ce qui ne va pas chez vous ? » mais je n'avais pas de réponse à lui donner. Je ne lui ai jamais dit comment j'avais lutté pour rester éveillée dans le service, parfois même en parlant à un patient. J'ai cru que j'étais tout simplement « inapte » après mon absence prolongée. J'en avais tellement honte que je n'ai pas pu partager ce secret.

C'était le début de l'escalade des doses de café.

Au cours des deux années suivantes, ma performance et ma compétence se sont améliorées de façon significative, avec une détermination à toute épreuve. J'avais besoin de peu de supervision, j'excellais dans l'enseignement et mes connaissances spécialisées augmentaient constamment. J'ai reçu de brillants commentaires des patients et j'ai validé de nombreuses compétences.

Mais je n'ai pas brillé. Il m'a fallu tout ce que j'avais pour exécuter le travail. Je n'avais ni l'énergie de diriger, ni la force d'atteindre le niveau de performance d'un médecin spécialisé. J'étais si épuisée que je n'avais même pas l'énergie de sourire aux gens.

En définitive, j'ai fini à terre. J'ai travaillé jusqu'à l'effondrement, essayant vainement d'être la super-femme que les médecins qui osent avoir des enfants sont tenus d'être. La situation était incroyable. J'ai été forcée de négliger mes propres besoins physiques, j'ai eu recours à l'automédication avec des sédatifs afin de dormir à des heures non naturelles quand j'étais de garde la nuit, et j'ai à peine vu mes enfants.

Cette nuit-là, quand j'étais incapable de fonctionner, j'aurais dû alerter le Médecin en chef, qui était elle-même au lit à la maison après une très longue journée. Mais qu'est-ce que j'allais dire ? Que j'étais fatiguée ? En plus, je n'avais pas prévu de rester assise au bureau toute la nuit. « Encore dix minutes », me suis-je dit. « Je ME lèverai. »

Ne comprenant pas que j'étais en fait très malade, je me

suis battue. Je m'étais effondrée mais je ne pouvais pas l'admettre. Je croyais que je pourrais me remettre sur pied après un peu de repos. Je ne voyais pas d'autre option.

La triste réalité est qu'être médecin au National Health Service est si exigeant que je ne pouvais même pas reconnaître que j'étais malade. L'épuisement semblait normal. Au lieu de chercher de l'aide, j'avais honte et je me suis donné encore plus de mal. Des évaluations et des recommandations « utiles » visant à améliorer mes performances venaient s'ajouter à ma charge de travail, et mes supérieurs ne s'apercevaient pas non plus que j'étais malade.

Pour nous tous au NHS, voir un collègue ayant l'air épuisé fait partie de notre routine. C'est ce que nous ressentons tous régulièrement, et nous ne pouvons pas offrir beaucoup de soutien, car nous sommes tous surmenés à l'extrême. Nous n'écoutons pas notre corps – nous n'avons pas le choix. Si nous le faisions, le service s'effondrerait et, Dieu nous en préserve, le gouvernement devrait augmenter les dépenses en personnel !

Vivre avec l' E.M.

Je suis presque totalement confinée chez moi. Je ne peux pas conduire ou me promener dans ma rue. Je quitte très rarement la maison et chaque excursion me coûte cher.

J'ai peu d'énergie et je ne fais guère plus que regarder la télévision ou m'asseoir à l'ordinateur, manger et faire la sieste. Chaque jour, je ne fais qu'une seule tâche – si je plie du linge, je ne fais rien d'autre ce jour-là. Je ne prends une douche que tous les quatre, cinq ou même sept jours. Mes cheveux ne sont lavés que lorsqu'ils sont vraiment dégoûtants, et je ne me brosse les dents qu'une fois par jour, à l'aide d'une brosse à dents électrique. Quand l'énergie est dépensée, je ne peux même pas regarder la télévision, car suivre une intrigue requiert trop de travail. Chaque après-midi, je passe des heures au lit.

Tous les autres travaux ménagers sont impossibles. Je ne peux pas m'occuper de mes enfants. Je ne peux pas les emmener à l'école. J'avais l'habitude de faire l'effort de les laver, mais lors de ma première séance de thérapie à la clinique spécialisée, j'ai réalisé que je devais choisir entre donner le bain à mes enfants et prendre ma propre douche. La prise de conscience m'a fait pleurer douloureusement, encore une fois. La vie était une bataille perdue d'avance !

La fatigue est absolument invalidante. C'est plus qu'un simple sentiment de léthargie. Il s'agit d'une sensation de consommation totale du corps, de la tête et des membres qui se transforment en plomb et qui portent un poids identique à celui de la pierre. Lorsqu'on est sous son emprise, c'est un combat, même pour bouger un doigt ou parler. Donc vous ne pouvez pas appeler ou envoyer un SMS à un ami. Vous souffrez seul.

D'autres fois, je me sens simplement épuisée, n'ayant fait qu'une heure, voire moins, d'activité très légère. Tous mes muscles sont endoloris et je suis submergée par le besoin de m'allonger et de fermer les yeux. Je me suis souvent endormie, laissant les enfants livrés à eux-mêmes.

Je me déplace lentement. Parfois TRES lentement. Je suis raide et j'ai mal partout. Apparemment, c'est parce que mes muscles n'ont pas les molécules d'ATP nécessaires pour éliminer l'accumulation d'acide lactique même si l'activité que je pratique est minimale. Tout effort excessif entraîne un crash. Alors mes douleurs musculaires deviennent encore plus prononcées, et mes articulations se raidissent aussi. Pendant des jours, je me sens horriblement malade, et je suis coincée au lit pendant des heures et je n'ai pas la force de me lever. Dans les moments particulièrement difficiles, mes articulations se bloquent complètement. Ensuite, même le déplacement de mon poids devient une torture pénible, toute ma personne est aussi raide qu'un morceau de bois. Quand la raideur et la lourdeur me submergent, je rampe sur le sol, pas après pas, tous aussi douloureux les uns que les autres.

~ ~ ~ ~ ~ ~ ~

Lorsque mon enfant d'âge préscolaire a été orienté vers la Clinique pour Enfants Maladroits suite à un nombre inhabituel de chutes et de contusions, j'ai essayé de voir si sa marche talon-pointe s'était améliorée depuis sa première tentative au cabinet médical. Je me suis levée pour lui montrer quoi faire, et j'ai été choquée de découvrir que j'étais encore plus instable qu'elle, complètement incapable d'exécuter la marche ! Avec un sentiment d'enfoncement, je me suis rendu compte que ma démarche sur un large polygone de sustentation, n'est pas seulement due à une faiblesse et à une raideur générales, mais aux conséquences neurologiques de la maladie. (sanglots, encore.)

~ ~ ~ ~ ~ ~ ~

Après mes siestes quotidiennes, je me réveille paralysée, coincée dans le monde des ténèbres entre l'éveil et le sommeil, complètement incapable de bouger. Mes yeux restent fermés et mon corps reste immobile. Je suis mentalement submergée sous trois mètres d'eau – mon propre monde des ténèbres.

Au-delà de trois mètres de profondeur, l'eau est complètement trouble et impénétrable. Je suis endormie. À un peu moins de trois mètres, il semble y avoir une vague conscience du monde extérieur. Ici, je dérive, près du fond, parfois en sombrant dans l'oubli.

Très lentement, je quitte ces profondeurs. Je deviens de plus en plus consciente des sons et de l'endroit où je me trouve à mesure que je m'élève, mais jusqu'à ce que j'atteigne des zones peu profondes, les pensées complexes ne pénètrent pas et je reste complètement paralysée, mon corps me donne l'impression d'être un poids mort.

Pendant ce temps, mon cœur se met à battre péniblement. C'est comme si c'était le moteur qui alimentait le processus de réveil, car cela arrive à chaque fois. Cela dure long-temps, souvent jusqu'à ce que je me lève. Quand les pensées finissent par arriver, je souhaite surtout que les palpitations s'arrêtent.

Quand j'arrive à la surface, je peux enfin ouvrir les yeux et traiter correctement les données sensorielles du monde extérieur. Je ne peux pas vous dire combien de temps je suis coincée dans le monde des ténèbres. Je ne peux pas regarder l'horloge tant que je n'ai pas quitté ce monde.

Une fois que mon esprit est hors du monde des ténèbres, je dois attendre que le poids de la pierre se soulève de mon corps. J'arrive peut-être à me tourner dans mon lit, mais il me faut encore une heure avant de pouvoir sortir du lit, et pendant une heure ou deux, je ne peux rien faire de plus que m'asseoir sur une chaise, luttant même pour bouger un bras. Si j'essaie de me lever trop tôt, je découvre à quel point mon corps est encore lourd et je me recouche à nouveau dans mon lit.

Je suis aussi hypersensible. Je dois garder mes yeux à l'ombre et mes bouchons d'oreilles en place pendant que j'attends que le reste de ma force revienne. Peu à peu, la lumière et les sons deviennent de moins en moins inconfortables jusqu'à ce que je sois capable de les gérer et d'enlever mes protections. Parfois, cela prend plus de temps, et je garde mes lunettes de soleil ou ma casquette de base-ball bien enfoncée, après m'être levée.

~ ~ ~ ~ ~ ~ ~

La clinique spécialisée l'appelle le Démarrage Lent. D'autres symptômes comprennent des crises soudaines de quasi-perte de connaissance quand on se relève, des ectopies ventriculaires (un type de palpitations qui a été enregistré sur bande), des maux de gorge fréquents avec douleurs aux ganglions lymphatiques et de multiples autres infections. Je ne peux pas rester debout plus de deux minutes à la fois. Au mieux, je peux gérer cinq minutes. Plus longtemps, c'est de la torture.

J'ai aussi des fasciculations. C'est alors qu'un petit morceau de muscle décide au hasard d'entreprendre sa propre vie et de faire une petite danse. Cela dure quelques minutes ou se répète plusieurs fois, ce qui est extrêmement dérangeant.

Certains patients décrivent une intolérance sévère à la lumière et au bruit, ce qui leur cause des maux de tête atroces. Je ressens souvent un éblouissement inconfortable, même à très faible intensité lumineuse, et des rayures ou des motifs très contrastés créent une agression sensorielle intolérable. J'ai une paire de lunettes de soleil et des bouchons d'oreille avec moi, à l'intérieur et à l'extérieur, au cas où.

Si quelqu'un parle, regarde des vidéos ou écoute de la musique dans la même pièce, je n'arrive pas à me concentrer sur mon travail. La charge cognitive est tout simplement trop lourde. Le bruit demande trop de ressources cérébrales, arrêtant toutes les autres facultés cognitives dans leur sillage. Même une tondeuse à gazon éloignée rend tout travail impossible. Pour être productive à l'ordinateur, je dois enfiler des vêtements monotones, sombres et ternes. Le contraste de mes propres chaussettes, de ma peau ou d'un objet de couleur différente sur la table par rapport au reste de mon environnement peut rendre la mise au point impossible.

Mon cerveau n'a qu'une seule piste de travail, et une piste lente qui plus est. Si cette piste est occupée à traiter d'autres entrées sensorielles, rien d'autre n'est possible. Telle est la vie avec mon minuscule taux de production d'énergie. Je ne suis pas sur la voie lente. Je ne suis même pas sur la route. Je suis l'escargot qui rampe à côté, dans l'herbe.

~ ~ ~ ~ ~ ~ ~

Quand je suis fatiguée, je rencontre des difficultés pour trouver mes mots. Les mots sont remplacés par des mots liés de façon plus ou moins variable (ou non !). Un matin,

« verre » devint « papier ».

Ce n'est pas que je ne connais pas les bons mots. Je les connais, et je les trouve en quelques secondes quand je m'arrête et que je me concentre. Cependant, quand je parle, ils ne viennent pas assez vite et d'autres prennent leur place. Ce processus normalement automatique devient un travail difficile, comme si les fonctions de mon cerveau cessaient lorsque l'énergie est en pénurie. Ce matin-là, je me suis contentée de « fenêtre ». Le mot « vitre » serait venu si j'avais essayé plus fort, mais « fenêtre » a fait l'affaire.

La dactylographie apporte ses propres défis. Quand je tape sur le clavier, les mots sont produits comme je les pense. Mais au fur et à mesure que je tape, les mots s'alignent et je ne m'en rends compte qu'après avoir vérifié ce que j'ai tapé. Les substitutions de mots se produisent aussi et une fois encore, je n'en suis pas du tout consciente. Une fois, « en haut à gauche » est devenu « en haut à droite ». Non seulement mon cerveau avait-il substitué un mot à quelque chose d'autre dans la même catégorie, mais il avait aussi substitué ses ordres à mes mains, de sorte que le mauvais mot était exécuté, à mon insu ! Comment puis-je penser « gauche », taper « droite », et croire encore que j'ai tapé « gauche » ? !

Mon mari a répondu à la question ce soir-là. « Parce que tu ne le fais pas avec une machine à écrire normale, mais avec une machine pour gauchers, » dit-il. « Quoi ? » J'ai demandé, sans comprendre. Puis je n'y ai plus pensé et je me suis endormie. Dix secondes plus tard, j'ai gloussé. Mon cerveau avait continué à traiter la plaisanterie, et l'avait finalement comprise, à la vitesse d'un malade de l'EM !

Malheureusement, les mots apparentés ont souvent des significations opposées. Imaginez quand vous essayez d'écrire et de publier un livre !

~~~~~~~

La lecture est un véritable combat. Je peux lire des dépliants et gérer des articles individuels s'ils ne sont pas trop longs, mais je ne peux pas lire de livres du tout, même pas des livres pour enfants d'école primaire. Au début, j'ai essayé de lire un guide du Dr. Sarah Myhill, spécialiste de l'EM/SFC, mais je n'ai jamais dépassé les deux premiers chapitres, même petits bouts de texte par petit bout. La lecture exige une immense concentration. Quand j'ai persisté dans la lecture d'un chapitre d'un roman, je suis tombée très malade pendant des jours.

Même tenir une conversation est difficile. Mon mari ne me parle qu'en cas de besoin. Il ne peut pas me raconter les innombrables histoires de ses amis, ses rêveries sur la rénovation de la maison, ou le plaisir olfactif de découvrir et de gérer l'obstruction de la canalisation derrière notre maison. L'effort nécessaire pour suivre un bavardage aussi oisif draine une énergie précieuse. Il ne peut pas non plus entamer une conversation si je suis debout, car je ne peux ni attendre sur mes pieds pour terminer la conversation, ni revenir pour la terminer, et entreprendre la tâche de voyager à nouveau dans une autre pièce !

~ ~ ~ ~ ~ ~ ~

Je réagis de façon imprévisible au stress ordinaire. Les tensions émotionnelles ou psychologiques de toutes sortes me transforment littéralement en gelée. Crier sur les enfants, téléphoner à la compagnie d'assurance, me presser pour quelque chose, et même raconter mes horribles luttes ici me rendent faible et chancelante, mon seul recours est de me reposer au lit.

Cette réaction est déconcertante. Car « l'activité » ne concerne que le physique, dans l'esprit de la plupart des gens. Cependant, dans l'EM/SFC, toute activité doit être prise en compte – physique, mentale, sociale, émotionnelle et psychologique. L'utilisation de l'énergie doit être prévue en conséquence, sinon elle s'épuise.

La clinique a donné une explication qui avait du sens. Toutes les hormones du stress, comme le cortisol et l'adrénaline, et l'augmentation du taux métabolique qui en résulte, consomment beaucoup d'énergie. Ce n'est pas visible quand une personne est en bonne santé et se réveille avec 100 puces électroniques d'énergie chaque jour, mais cela a un effet plus grand quand on se réveille avec seulement deux d'entre-elles !

Un autre patient a fourni une autre explication : « Les

émotions fortes sont une forme de surcharge sensorielle, »
dit-elle. Tout comme le bruit m'épuise et qu'une pièce bien
éclairée n'est pas reposante, les émotions fortes consomment tout simplement trop de matière grise pour être
traitées.

~ ~ ~ ~ ~ ~ ~

Des puces électroniques d'énergie – c'est en ces termes
que je vois le problème. Une personne normale se réveille
avec 100 puces le matin si elle a passé une très bonne nuit.
La plupart du temps, elle se réveillera avec environ 95
puces, ou 90, si elle a eu une semaine très chargée. Même
si elle était malade ou si elle a bu jusqu'à 3 heures du
matin, elle ne plongera pas en dessous de 70 puces électroniques.

Je me réveille avec seulement deux à cinq puces. Je dois
durer toute la journée avec celles-ci. Si je prends une
douche, j'utilise une puce. Me laver les cheveux double ce
montant. Si j'éprouve un stress émotionnel ou psychologique, une ou deux autres puces sont dépensées. Remplir
un formulaire de prestations sociales de 50 pages en

consomme quatre !

Je ne sais jamais avec certitude comment je vais être d'un jour à l'autre. Il est impossible de faire des plans. Si j'en ai trop fait, je me réveille avec moins de puces. Alors je dois passer de nombreuses heures au lit. Quand je suis confrontée à un crash, je dois me contenter d'UNE seule misérable puce !

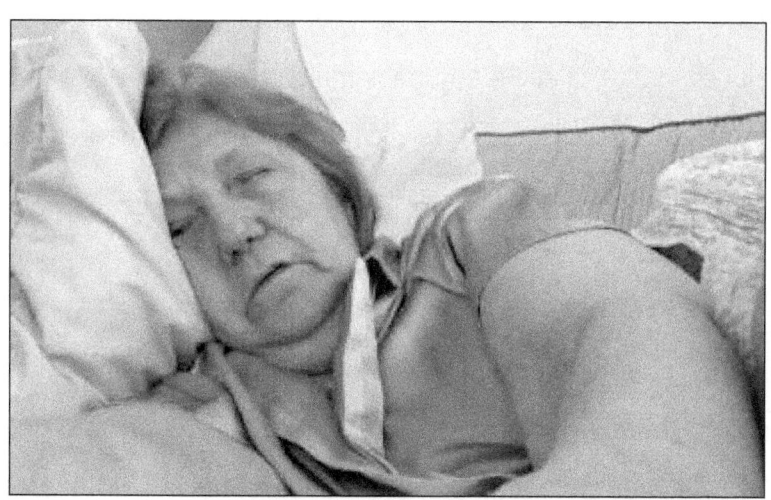

Une patiente en plein crash / effondrement.

Quand maman
est malade

Ma petite fille est restée coincée à la maison toute la journée avec moi. Elle a déjà dû regarder un DVD pendant que je faisais la sieste. Elle pense que c'est un privilège, mais maintenant elle meurt d'envie de sortir et de jouer sur son vélo sans pédale.

Je suis en mode « Départ Lent ». Je veux juste m'allonger sur le canapé. Tout est si lourd, et exige un tel effort pour bouger. L'idée de me tenir en équilibre sur un tabouret, que mon mari a acheté à cet effet, me donne encore plus envie de m'allonger !

Mais j'aime mon enfant. Je prends donc des oreillers et des coussins, et je m'assois sur le trottoir, appuyée contre le mur du jardin d'un voisin.

Quand les voisins sortent de chez eux, je ne vais pas

bavarder. Je n'en ai pas la force, alors je reste fermement plantée sur mes fesses.

Mais ma fille est heureuse. Elle arpente la rue de haut en bas, ses petites jambes faisant le même mouvement que des accessoires pour applaudir. Elle court sur la route escarpée d'un voisin et redescend à bicyclette, de l'autre côté de la route et sur le trottoir d'en face. Elle est ravie de me montrer à quelle vitesse elle peut aller, et je suis ravie d'avoir la chance de le voir.

~ ~ ~ ~ ~ ~ ~

Un autre jour passe et je n'ai même pas la force de m'asseoir contre le mur. Alors je pose un tapis sur mon allée, je m'installe avec mes coussins et je m'allonge avec un tissu sur le visage. J'essaie de lever les yeux de temps en temps pour vérifier que ma fille va bien. Heureusement, elle passe beaucoup de temps à faire du vélo en petits cercles autour de moi. La pente sur notre route est amusante pour elle. Je fais semblant de croire que les voisins pensent que je prends un bain de soleil, même si personne ne fait ce genre de chose sur l'allée menant à son garage.

Parfois, quand je suis seule avec elle, ma petite fille me dit :
« Maman, va te reposer maintenant. Je veux une vidéo. »

Quand je lui ai proposé de lui donner son bain une très
rare fois, elle m'a demandé : « Es-tu assez bien, maman ? »

~ ~ ~ ~ ~ ~ ~

Aujourd'hui, je me sens exceptionnellement bien. J'em-
mène les enfants au parc. C'est seulement la deuxième fois
cette année, et nous sommes en septembre. La dernière
fois, il y a des mois, mon mari nous y a conduits.

Les enfants ont reçu des instructions TRÈS STRICTES pour
ne pas compliquer les choses pour maman, quand il est
temps de rentrer à la maison. Ils comprennent que si
maman doit dépenser trop d'énergie pour les faire monter
dans la voiture, nous n'irons plus, et si maman doit appeler
papa pour obtenir de l'aide, il n'y aura pas de poulet pour
dîner. Ils sont d'accord sur tout, pour avoir la chance d'être
dehors.

~ ~ ~ ~ ~ ~ ~ ~

Nous prenons la voiture même si le parc est juste derrière notre maison. Je passe tout mon temps assise sur le banc, avachie sur la table de pique-nique en bois.

Ma fille essaie de monter sur la balançoire, mais elle lui arrive au-dessus de la tête. Son frère, âgé de sept ans, essaie de la soulever mais n'y arrive pas. J'observe et j'aimerais qu'une maman à proximité la soulève. Elle ne fait rien.

Ils courent et jouent sur le tourniquet-manège, puis réessayent la balançoire. Cette fois, ils réussissent. Mon fils reçoit un coup de pied au visage à chaque fois que la balançoire revient, mais il fait de son mieux pour pousser sa sœur. Parce que je ne suis pas là pour superviser, ma fille se fait frapper au visage lors du rebond en sortant de la balançoire. Je la regarde pleurer de douleur.

Elle se ressaisit et part jouer à nouveau en courant. Elle grimpe dans un arbre. Elle marche sur une branche tombée et parle à un groupe de parfaits inconnus. Au bout

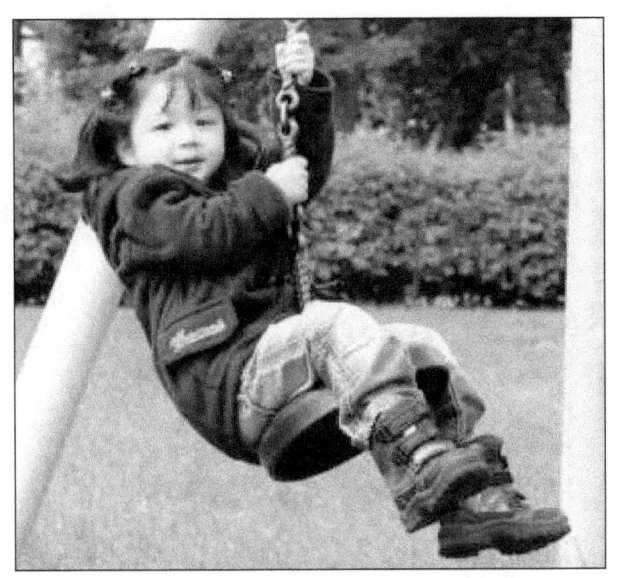

d'un moment, j'envoie son frère vérifier qu'elle va bien. A ce moment-là, elle le réclame en criant. Les inconnus sont partis et peut-être qu'elle se rend compte qu'elle est seule.

Je les vois courir ensemble jusqu'à la tyrolienne au loin, sa petite tête disparaissant temporairement derrière une colline artificielle. Plus tard, ils reviennent et me disent que mon fils a poussé ma fille sur la tyrolienne. Je ne sais pas comment elle s'y est prise pour y accéder. C'est peut-être aussi bien ainsi.

Ma cadette accepte de la nourriture de la part d'inconnus.

D'ici, je vois que c'est un autre parent. Mon fils a une ecchymose inquiétante sur la joue gauche qui, au cours de la soirée, atteindra presque 4 centimètres. Je lui dis qu'il a été très courageux et combien je suis fier qu'il s'occupe de sa sœur. Lorsqu'il est temps de rentrer à la maison, leur comportement est exemplaire.

~~~~~~~~

Trop de choses en trop peu de temps, et maintenant je souffre d'une baisse de régime. Je ne suis vraiment pas censée quitter la maison du tout, et si je le fais pour de très rares occasions spéciales, je dois être prête à en payer le prix.

Je n'irai plus au parc cette année. La fois suivante, près de six mois plus tard, j'endure de telles souffrances, que cela m'inspire un article. Après cette mésaventure, je n'irai plus *jamais* au parc.

http://bit.ly/one-at-a-time

Malaise post-exercice (MPE)

L'aggravation prolongée de tous les symptômes, parfois avec l'apparition de nouveaux symptômes ou de symptômes qui ne sont normalement pas présents, lorsqu'une activité dépassant les limites de sécurité d'un patient est tentée.

Jusqu'à quel point la situation peut-elle se détériorer ?

Après un arrêt maladie j'ai dû faire une batterie de tests sanguins. Alors, ignorant le désir de dormir, je me suis rendue chez le phlébologue, et je me suis assise les yeux fermés dans la salle d'attente. Je ne savais pas en ce temps-là ce que je sais maintenant. Je me sentais anormalement fatiguée, mais je l'ai accepté comme faisant partie de mon diagnostique probable – l'EM/SFC, ne sachant pas à quel point c'était dommageable de forcer sur mon organisme quand je devais me reposer. Je ne me posais pas de questions sur l'épuisement au volant, car j'avais conduit pour me rendre au travail et en revenir seulement deux jours auparavant.

Ce jour-là, je suis tombée si malade que je ne pouvais plus sortir du lit. Pour aller aux toilettes, j'ai dû m'appuyer contre les murs, les portes et la chaise, et mes genoux ont tremblé de faiblesse. Le fait de me tenir debout m'a fait tourner la tête.

C'était effrayant. Je craignais que ce soit le syndrome de Guillain Barré (de multiples maux de gorge sévères et invalidants récents) ou la myasthénie grave (fatigabilité).

Le médecin m'a examinée et a testé ma force musculaire. L'effort de fléchir mes muscles pour lui a causé des tremblements, même allongée dans mon lit, j'étais si faible. J'ai été clouée au lit pendant deux jours.

~~~~~~~

Il y a eu de multiples crashs. La vie semblait être un cycle d'affaiblissements importants, il me fallait jusqu'à 6 semaines pour retrouver un peu de force. J'essayais alors de me reconstruire en faisant des promenades autour de mon petit cul-de-sac, pour ensuite m'effondrer à nouveau rapidement. Chaque effondrement a été une déception terrible, rendue plus difficile par le fait que je ne savais pas à quoi m'attendre. Je pensais que je me sentirais mieux après deux ou trois jours, mais j'ai constaté que j'étais toujours aussi malade après deux semaines.

Avec le temps, j'ai appris à quel point je dois restreindre mes activités afin de maintenir une base de référence stable. J'ai aussi appris combien d'énergie les choses non physiques consomment. Le froid, le fait d'avoir de la visite et le fait que les enfants ne fréquentent pas l'école sont tous très préjudiciables à ma santé. Le stress émotionnel et psychologique doit être maîtrisé.

J'ai appris à mieux comprendre et interpréter ce que je ressens. Alors qu'au début, je me serais dit : « Je me sens paresseuse aujourd'hui » et j'aurais passé la journée à faire quelque chose de sédentaire, je sais maintenant que ça signifie que j'en ai trop fait et que j'ai besoin de repos complet pour me sentir mieux, sinon je vais subir un effondrement total. Cela signifie éviter même l'effort mental, et cela ne garantit même pas que je ne sombrerai pas.

C'est un état d'esprit très différent pour quelqu'un qui n'a jamais été autorisé à se sentir « paresseux » auparavant !

~~~~~~~

Une fois, quand je me suis effondrée, j'ai passé cinq jours sans prendre de douche. Je ne me suis levée que pour manger et aller aux toilettes. Aller dans la cuisine était une tâche colossale. Chaque pas et chaque faux pas était un combat, tout me faisait mal, et j'avais l'impression d'avoir cent ans. Jour et nuit, j'étais au lit, seule. Il se trouve que tout le monde était allé chez mes beaux-parents pour la semaine. J'en étais reconnaissante, car je ne voulais pas que mes enfants me voient dans un état aussi effrayant.

Après tant de cycles d'effondrement et de rétablissement douloureux et lents, j'ai été très déçue que cela se reproduise encore une fois, alors que j'avais été si prudente avec mes niveaux d'activité. Je sentais que je n'avais aucun contrôle. J'étais terrifiée à l'idée de ne jamais aller mieux, de m'évanouir et de mourir. J'avais peur de ne plus jamais être le médecin intelligent qui aide les gens. J'avais le cœur brisé à cause de tout ce que je ne pouvais pas faire avec mes enfants, et j'ai pleuré toutes les pertes potentielles si je devais mourir.

Après cinq jours, j'ai finalement réussi à prendre une douche et à me laver les cheveux. J'ai dû le faire assise sur le sol, et ai été forcée de me laver les cheveux deux fois vu leur état. Par la suite, j'étais tellement épuisée que j'ai dû rester au lit pendant deux heures, essayant désespérément de ne pas m'endormir, avant de recouvrer la force nécessaire pour me coiffer. Puis, je n'ai plus pu me battre. Le sommeil s'est emparé de moi – je n'ai même pas réussi à me brosser les dents.

Heureusement, à la fin de la semaine, j'allais un peu mieux. Je pouvais me déplacer comme une octogénaire au lieu de bouger comme une centenaire – très lentement, mais c'était gérable si je m'accrochais à la rampe, aux murs et aux meubles. Alléluia ! J'étais soulagée que mes enfants n'aient pas eu à faire face à la peur de me voir quand ils sont rentrés à la maison.

~ ~ ~ ~ ~ ~ ~

Quatre années ont passé. Maintenant, parce que j'essaie de faire attention à ce que je fais, mes crashs ne sont plus aussi spectaculaires. Au lieu de cela, chaque fois que j'en fais trop ou que j'ai une expérience stressante, ma santé s'aggrave un peu et je ne me rétablis jamais. Espacer les douches de 8 ou 9 jours paraît désormais normal, et j'ai même attendu jusqu'à 16 jours. Il était un temps où la perspective de je pas le doucher pendant cinq jour était épouvantable.

Au cours de l'automne et de l'hiver, mon état s'était détérioré et, en avril, je n'avais pas retrouvé mes fonctions antérieures. Au cours des deux dernières semaines, je me suis encore une fois effondrée, et maintenant j'atteins un nouveau creux fonctionnel. Si l'on en croit le dernier revers, il me faudra peut-être le reste de l'année pour m'en remettre, si jamais je réussis. C'est mon rêve récurrent qu'avec suffisamment de repos, je me remettrai de la dernière régression pour retrouver le niveau de fonction-nement précédent, et pour m'améliorer par la suite.

Maintenant, je dois me reposer au lit plusieurs fois par jour, mon rythme de sommeil est très perturbé et le simple fait de me lever fait augmenter mon rythme cardiaque de 30 bpm. Je ne plie plus le linge. Tout voyage hors de la maison est une épreuve majeure. J'ai la nausée à cause du mal des transports et une forte sensibilité à la lumière. Je dois porter des lunettes de soleil extrêmement foncées et une serviette noire sur le visage et me faire pousser en fauteuil roulant très doucement. Je ne vois pas où je vais et j'ai l'air d'une folle.

Même à l'intérieur de la maison, je dois porter des lunettes de soleil, une casquette de base-ball et une serviette noire pour pouvoir quitter ma chambre. Maintenant que j'ai enfin trouvé l'aide médicale à laquelle je pouvais prétendre, je suis trop malade pour me rendre aux rendez-vous. Pour moi, la possibilité de mourir avant que mes enfants soient grands est réelle. Pourtant, j'ai une peur encore plus grande. C'est-à-dire que l'un ou l'autre de mes enfants ne soit atteint par cette maladie cruelle, mais non reconnue et négligée, et que leur formidable potentiel en soit réduit à néant.

« On a constaté que les patients atteints d'EM/SFC souffraient davantage d'insuffisance fonctionnelle que les malades atteints d'insuf-fisance cardiaque congestive, de sclérose en plaques ou d'insuffisance rénale en phase terminale. »

Institut de Médecine, 2015

Adieu - un dernier message d'Anne Örtegen :

http://bit.ly/HR-AnneO-Farewell

Mes photos :

http://bit.ly/DrHngPhotos

Mon point de vue
sur le sommeil

Un médecin m'a dit un jour que l'EM/SFC se caractérise par un « sommeil qui ne repose pas ». Après avoir vécu cela, je crois que ce n'est pas que le sommeil n'est pas réparateur, mais plutôt que les personnes qui en souffrent ont besoin de tellement de sommeil qu'elles n'en ont tout simplement pas assez pour se sentir reposées.

Au début, j'ai souffert de ce qui a dû ressembler à un « sommeil non réparateur » pour un médecin. Je me réveillais le matin en me sentant brisée, les muscles criant et protestant contre le cerveau, c'était les mêmes sensations que celles ressenties au moment du coucher, le soir. C'était comme si la nuit de sommeil n'avait pas eu lieu, même si c'était le cas. Les médecins qui traitent des patients atteints d'EM/SFC doivent entendre à plusieurs reprises : « J'ai l'impression de ne pas avoir dormi du tout. »

Après plusieurs mois, j'ai commencé à avoir l'impression d'avoir dormi. Je me suis encore fatiguée très rapidement, mais pendant une courte période après avoir dormi, je me suis sentie mieux. Et ma théorie à ce sujet est la suivante :

Les personnes souffrant d'EM/SFC souffrent d'un très grand déficit de sommeil et ont besoin de rattraper leur retard avant que le sommeil ne commence à être réparateur.

Disons les choses comme ça : si vous avez besoin de 200 heures de sommeil, huit ou dix heures ne vous feront pas vous sentir mieux. La seule réponse est de dormir, et de dormir encore un peu, jusqu'à ce que vous ayez rattrapé votre retard.

Après une nuit de sommeil, vous n'aurez que tout juste atteint votre besoin quotidien normal dans des circonstances ordinaires, qui peut être de six ou sept heures, ou aller jusqu'à neuf heures. Cela signifie que vous avez peut-être accumulé une heure pour combler votre énorme déficit de 200 heures. C'est pourquoi vous avez besoin de siestes le jour et de très longues nuits.

Je présente ceci comme une perspective alternative sur le « sommeil non récupérateur ». Je pense que c'est important parce que, cette façon d'y penser encourage une bonne gestion – dormir sur le chemin du rétablissement, et pas seulement l'accepter comme une caractéristique inévitable de la maladie. Peut-être qu'au lieu de « sommeil non réparateur », on devrait l'appeler « sommeil relativement insuffisant » !

Je ne serais pas surprise si l'on découvrait qu'une importante privation chronique de sommeil est un facteur de risque majeur d'EM/SFC, tel que celui que courent les travailleurs de la santé et les travailleurs en horaires décalés. A mon avis, si vous avez envie de dormir, vous devriez dormir quelle que soit l'heure de la journée, car on ne peut pas améliorer sa santé tant qu'on n'a pas remédié à son déficit de sommeil.

Quant aux conseils tant vantés sur « l'hygiène du sommeil », oubliez-les ! L'hygiène du sommeil (un terme épouvantable, comme si le sommeil était en quelque sorte mauvais ou sale) peut être utile pour les personnes en bonne santé souffrant d'insomnie, mais pour l'EM/SFC, cela ne représente qu'une conjecture. Si l'arrogance et l'entêtement font obstacle à une bonne observation clinique et à l'humilité, les conjectures peuvent se transformer en conseils faisant autorité, parfois avec des conséquences désastreuses.

Les personnes souffrant d'EM/SFC peuvent avoir besoin d'une aide spécifique pour l'insomnie, mais si le problème n'est qu'une perception erronée du sommeil ou du fait d'être éveillé à des moments non conventionnels, souvenez-vous de la regrettée Dr. Elizabeth Dowsett, une des autorités les plus compétentes de son époque sur l'EM. Elle a toujours parlé de « vivre au rythme du cerveau » pendant que celui-ci essaie de se soigner.[5]

---

[5] La fondation pour les jeunes malades de l'EM
« Banned from sleeping » (Privé de sommeil)
http://bit.ly/TTBannedFromSleeping

Des ondes
dans un étang

Une maladie aussi dévastatrice affecte TOUT LE MONDE autour de vous. De l'anxiété au chagrin, de la colère à la compréhension, des comportements et des priorités aux problèmes psychologiques et financiers, les ajustements sont énormes. Des amis se perdent, on s'en fait de nouveaux. Le monde rétrécit. Les familles se déchirent.

Votre famille élargie doit se serrer les coudes. Vos collègues doivent combler le vide que vous laissez et vos amis doivent s'adapter à votre nouvelle « normalité ». Certaines personnes doivent être complètement exclues de votre vie !

Avec l'EM, il n'y a pas le choix en la matière. Parfois, le simple fait d'avoir une personne en contact actif sur votre téléphone, vous pompe de l'énergie. Vous ne savez jamais quand un message peut arriver... cette attente transforme votre corps en gelée et vos genoux en bouillie, vous force à rester toute la journée au lit, alors vous n'avez pas d'autre choix que de retirer cette personne de votre vie.

Votre environnement familial et celui de tous ceux qui vivent avec vous, ou qui vous rendent visite, doivent être strictement contrôlés. Le bruit, la lumière, les parfums, la décoration intérieure, le linge de lit, les armoires de tout un chacun, les divertissements et même les conversations doivent être adaptées en conséquence. Plus la maladie est grave, plus la vie devient contraignante pour tous. Certains parents atteints de la maladie, hélas, ne peuvent tolérer la présence de leurs enfants. L'EM nécessite des niveaux de conscience et de compréhension qui relèvent du sacré.

Si vous avez de la chance, les gens agissent avec amour pour vos enfants. Mais l'incrédulité et le rejet sont courants. Notre maladie ne se manifeste pas extérieurement, et notre handicap est invisible. Une mère nous fait part de son expérience déchirante. Les photos suivantes montrent les personnes les plus affectées par ma maladie.

L'histoire de Julia

« J'avais trois enfants et je n'avais ni famille ni amis dans le coin. Pendant mes années au lit, j'entendais les enfants murmurer à l'extérieur de ma chambre pour savoir qui n'allait pas à l'école parce que j'étais très malade ce jour-là. J'étais trop à côté de la plaque pour parler. On ne l'a jamais dit à personne, terrifiés à l'idée d'être séparés par les services sociaux. Mes enfants me demandaient qui s'occuperait d'eux si je mourais. Parfois, je ne les voyais pas pendant des semaines, car je dormais quand ils étaient éveillés et vice versa. Nous avons communiqué par écrit.

J'avais géré les douze premières années de la vie de mon aîné par intermittence, mais les deux autres avaient neuf et sept ans lorsque j'ai commencé à descendre la pente. Mon aîné est parti en Nouvelle-Zélande à l'âge de 18 ans et les deux autres avaient 14 et 12 ans, pour faire face à ma maladie, s'élever et faire face à toutes les choses de la vie par eux-mêmes, y compris le harcèlement. Je me sens extrêmement coupable de savoir que cette vie était la leur, sans vacances ou journées à la plage. Quand j'ai failli mourir d'une défaillance d'organe et j'ai pu entendre mes enfants pleurer... j'étais dévastée.

Je n'ai jamais rencontré mes petites-filles jumelles qui ont trois ans, et je n'ai pas vu mon petit-fils depuis ses trois ans ; il en a maintenant huit. Tout le monde pense que je suis paresseuse, alors les gens ont une attitude déplorable envers moi.

Mon autre fille vit à la maison et a un enfant autiste de deux ans. Elle fait un peu de ménage et toute la cuisine et les courses et les promenades de chiens quand je n'y arrive pas, mais elle paie aussi 200 livres sterling par semaine en frais de garderie car elle sait que je ne peux pas faire face. Même pour aller au magasin, elle doit l'habiller parce que c'est un tout-petit actif et que je ne peux pas m'occuper de lui. Beaucoup de culpabilité.

Mes enfants ont été mes soignants. Ce n'était pas la raison pour laquelle j'avais fait des enfants et pas la vie que je voulais qu'ils aient. Je ne les ai pas élevés, c'est eux qui m'ont élevée. C'est comme si j'avais donné naissance à des soignants. »

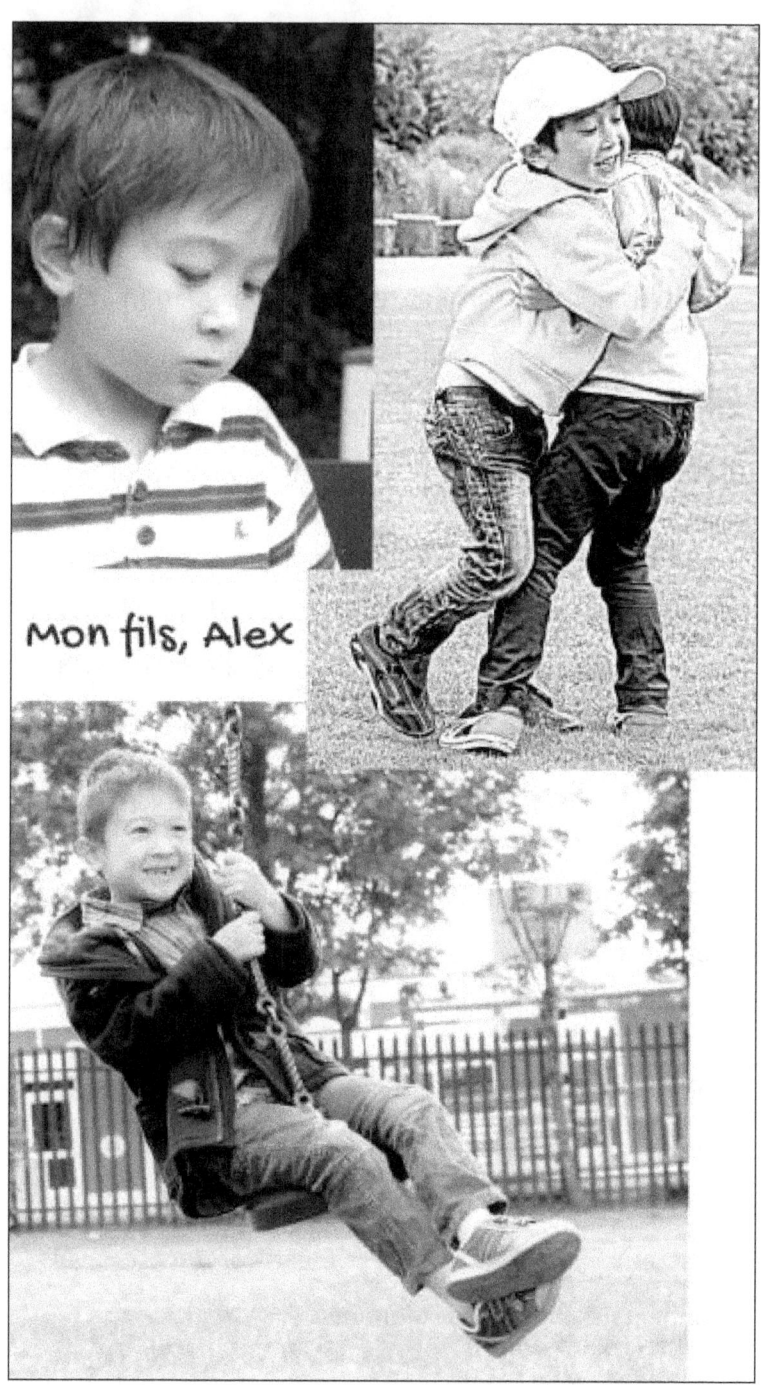

Mon fils, Alex

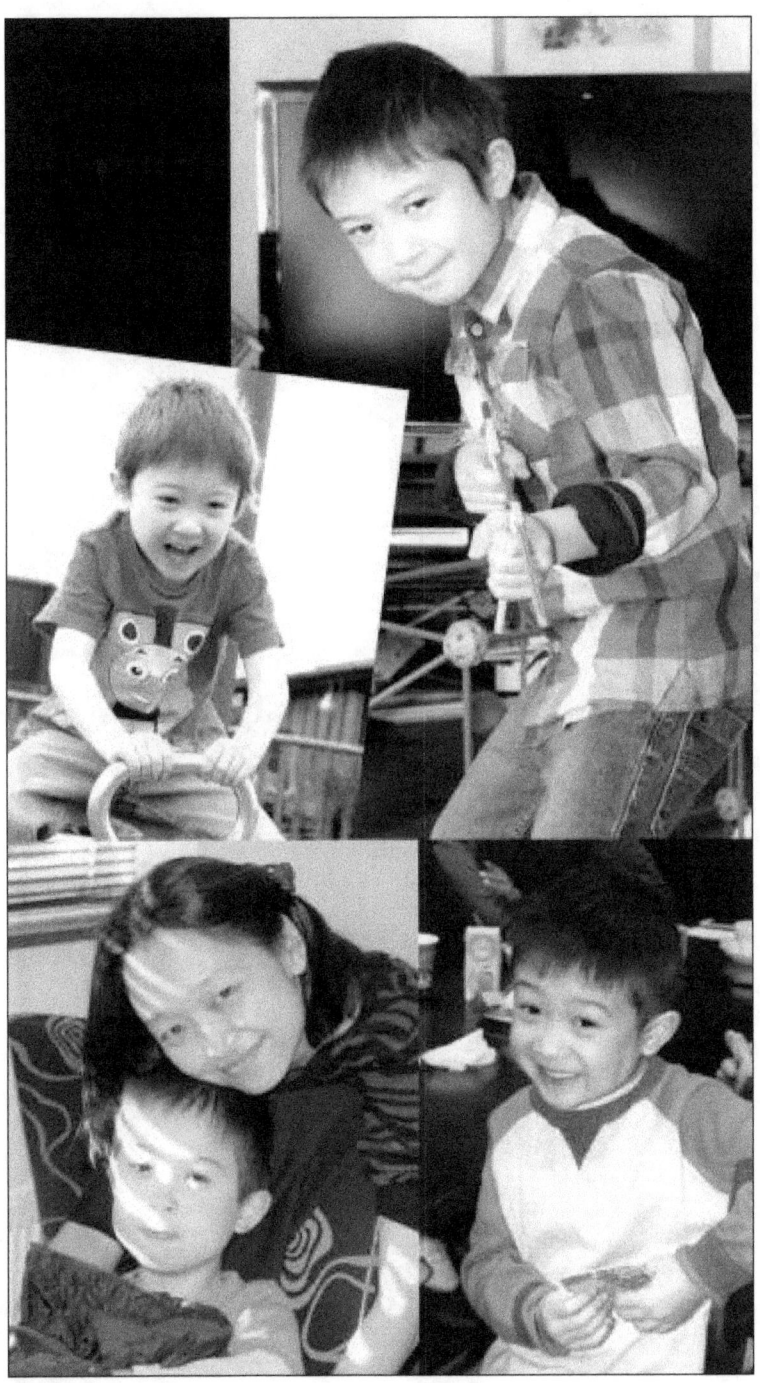

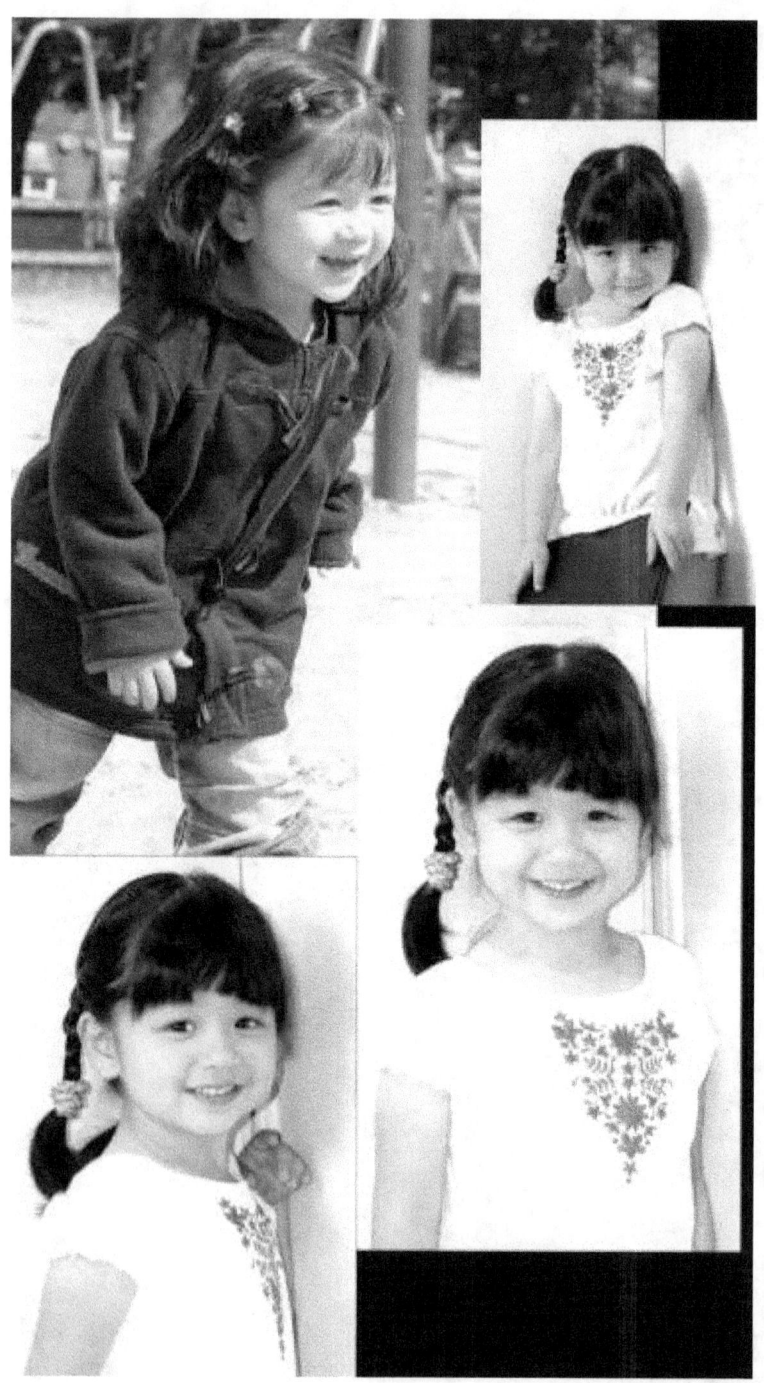

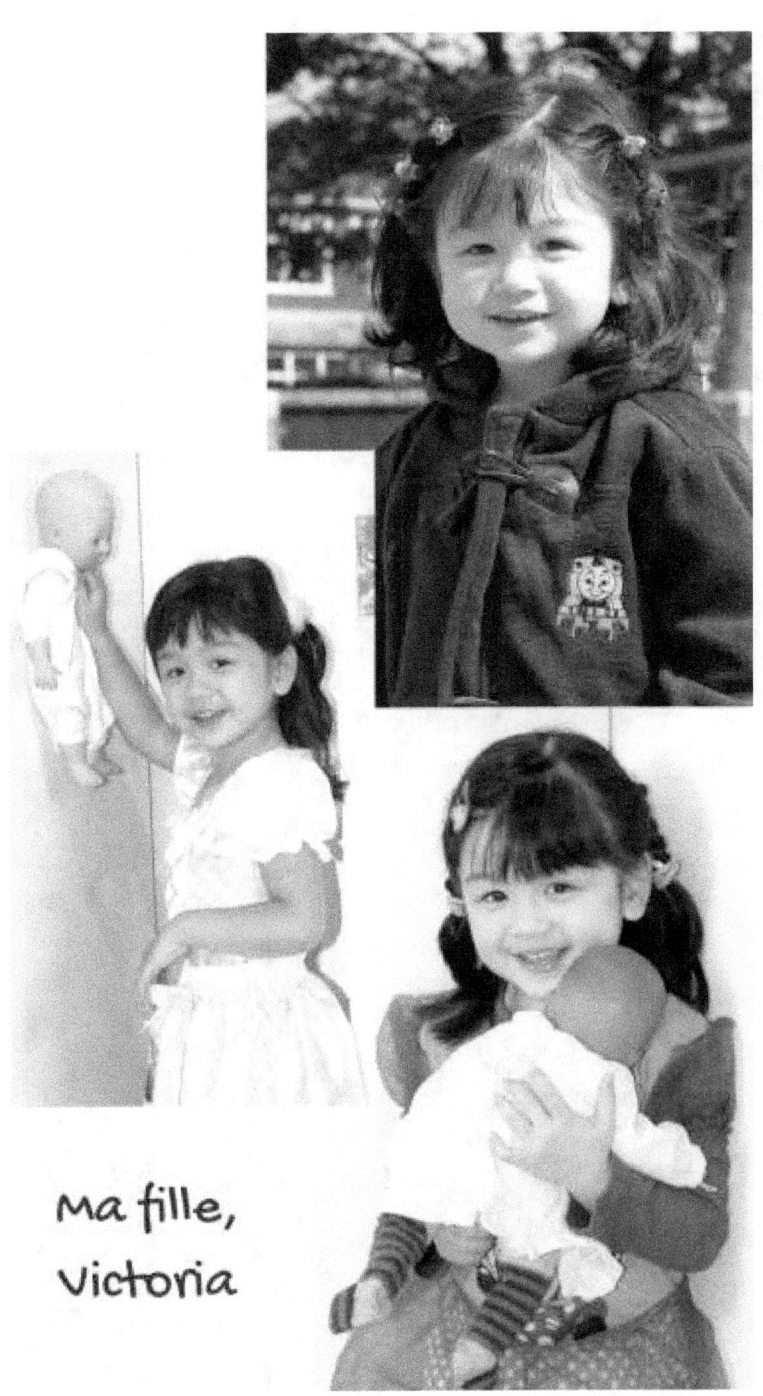

Ma fille,
victoria

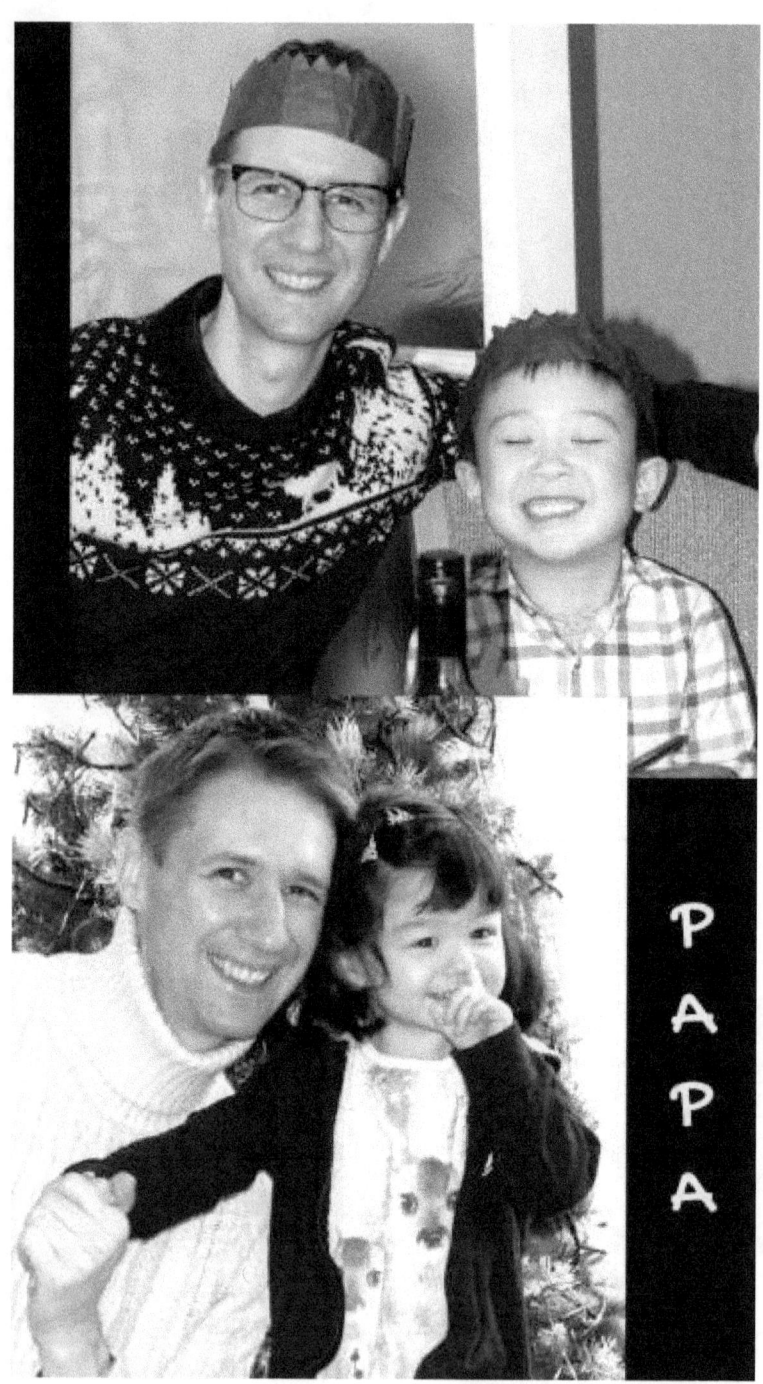

PAPA

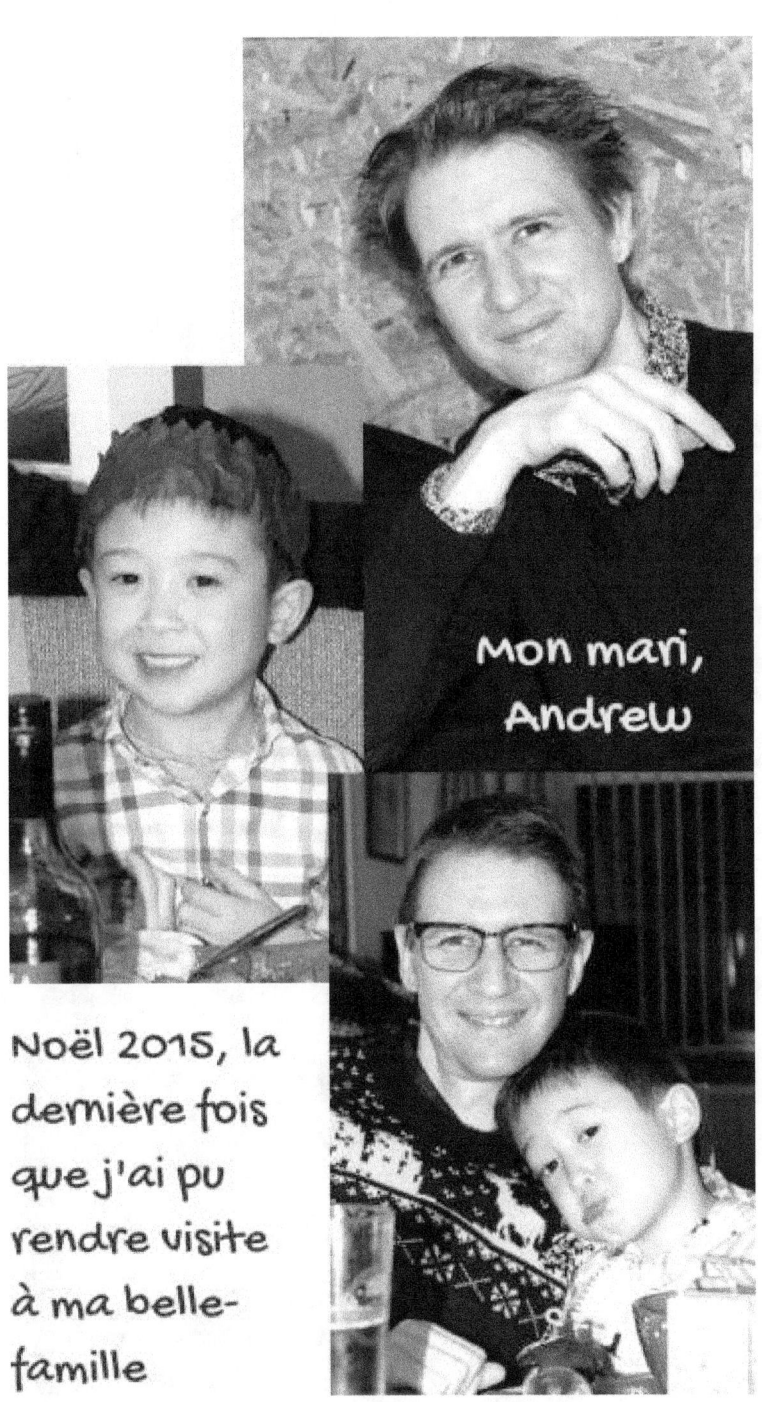

Mon mari,
Andrew

Noël 2015, la
dernière fois
que j'ai pu
rendre visite
à ma belle-
famille

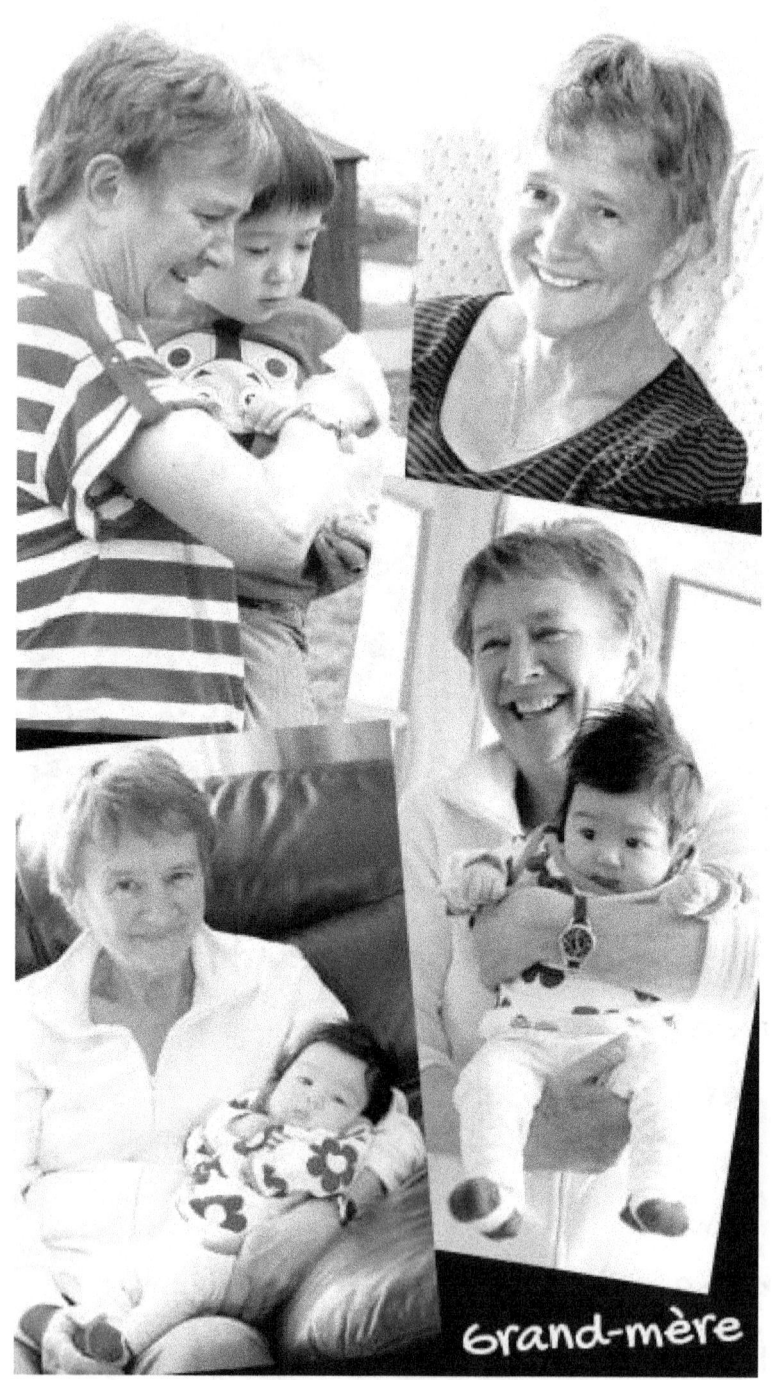

Grand-mère

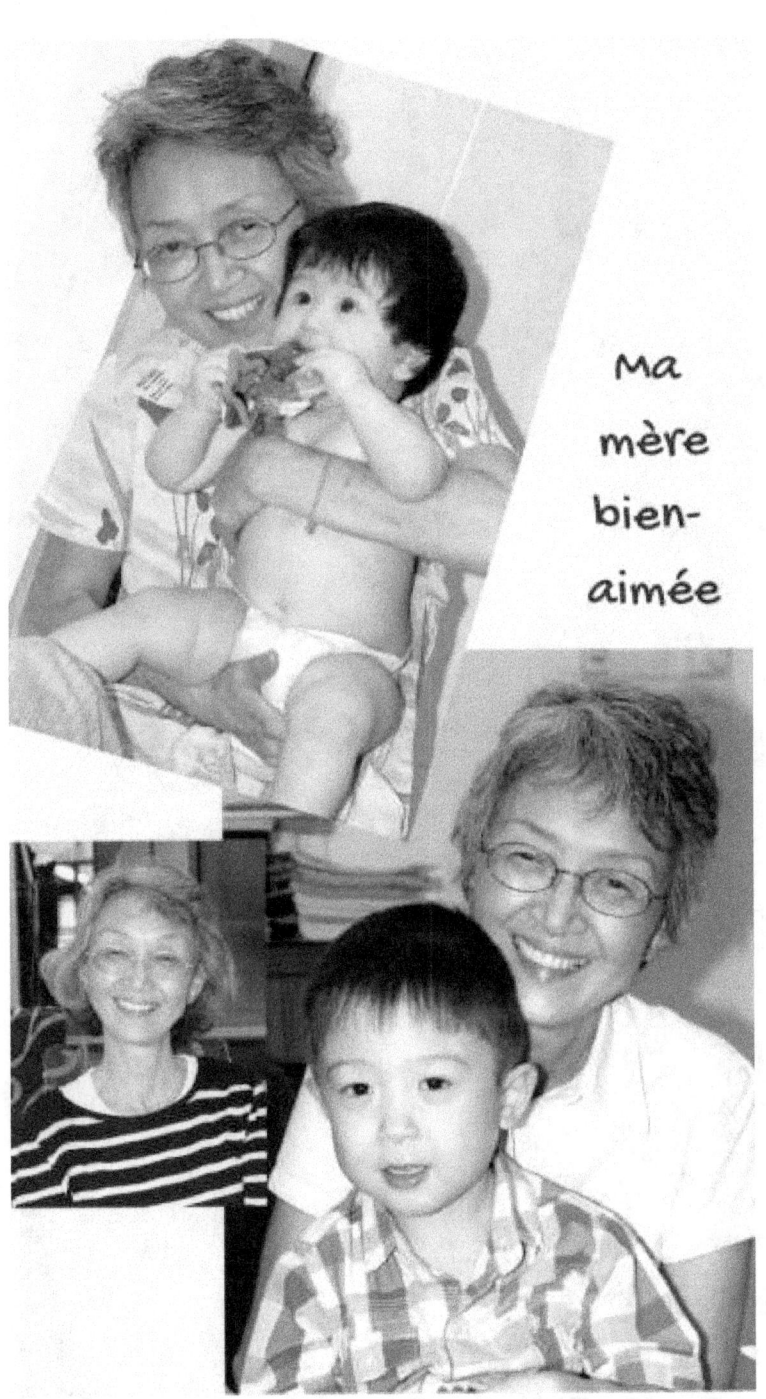

Ma mère bien-aimée

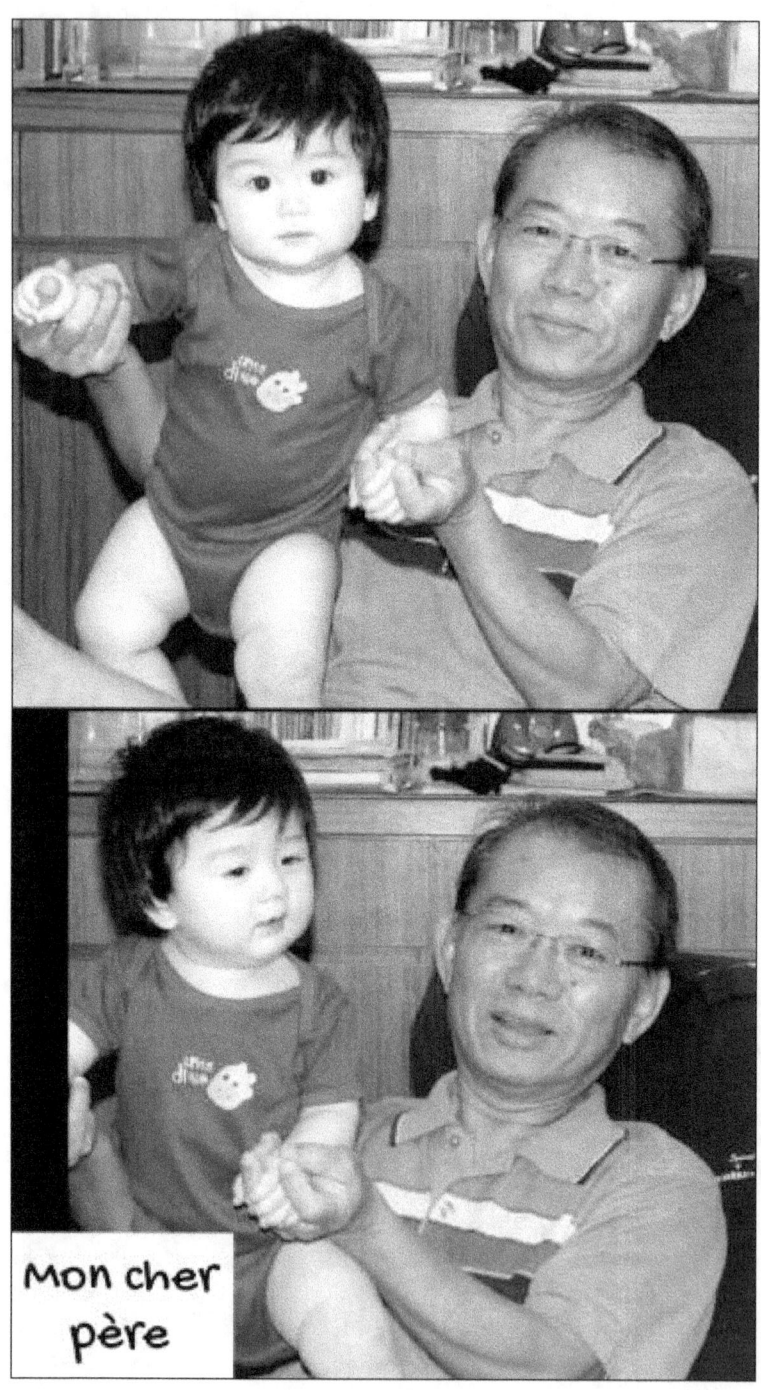

Mon cher
père

Mon beau-
père

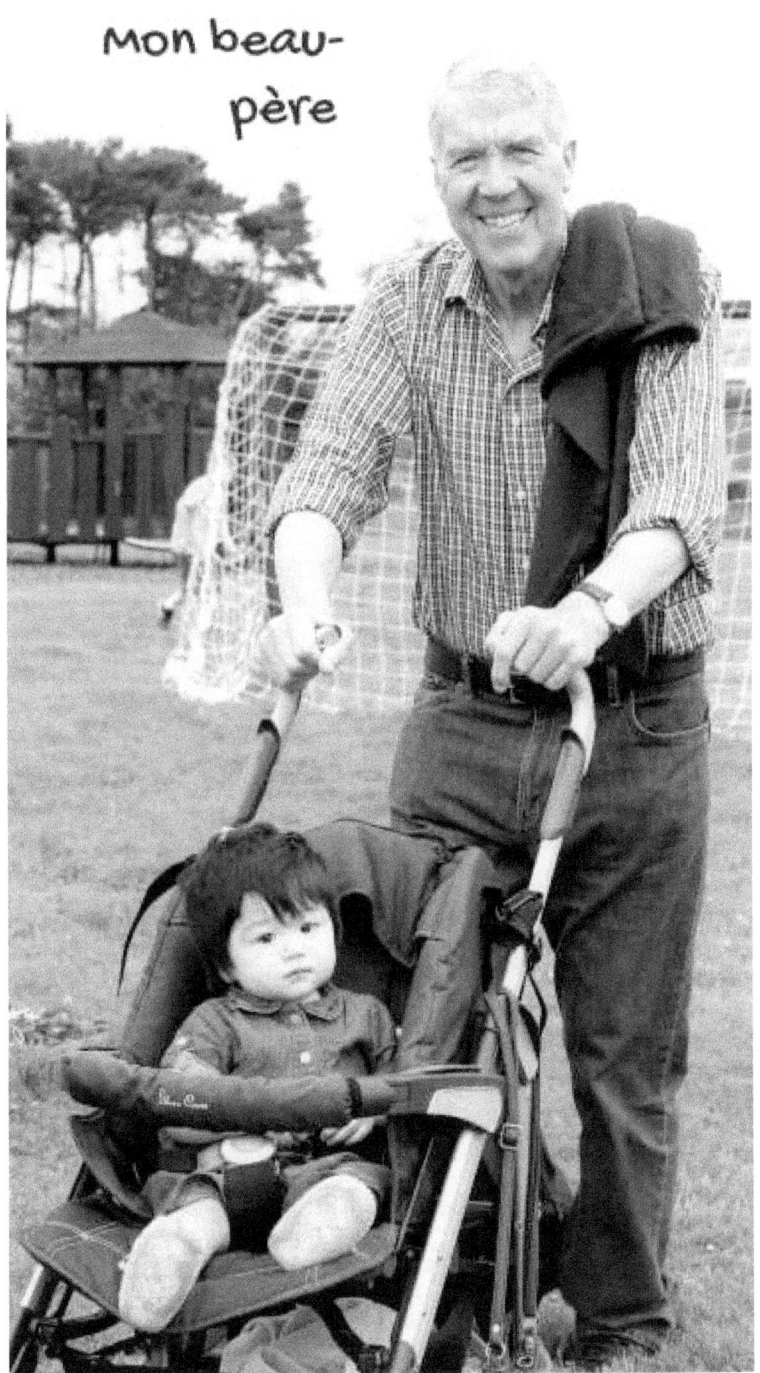

Invisible

Quand les voisins ne me voyaient plus faire mes promenades dans notre rue, ils pensaient que j'avais repris le
travail. En fait, j'avais eu un crash et j'étais clouée dans
mon lit. Au travail, bien que je me sentais affreusement
mal, j'avais l'air si normale qu'aucun médecin parmi les
douzaines avec lesquels je travaillais ne soupçonnait que
je puisse être malade.

Personne ne nous voit quand on est à bout. Quand nous
allons mieux et que nous faisons les quelques petites
choses que nous pouvons faire, que ce soit un peu de
ménage ou quelques courses à l'épicerie, nous avons
bonne mine, et personne n'a la moindre idée de l'épuisement qui suit, ni des heures passées au lit entretemps.

Il y a de très nombreuses lunes, j'ai accompagné mon fils à
l'atelier de harpes pour les jeunes au Royal Northern
College of Music. Mon mari conduisait, et à part les vingt

dernières minutes où j'ai vu mon fils jouer avec les autres enfants, j'ai passé la matinée à dormir sur un banc. Malgré tout, en rentrant chez moi, j'ai dû passer tout l'après-midi au lit, et je ne me suis pas du tout brossé les dents ce jour-là. J'ai aussi sauté ma douche pour la troisième journée consécutive.

Si nous avons des visiteurs, nous nous reposons des jours à l'avance en prévision, et nos visiteurs nous voient interagir avec eux. Mais une fois qu'ils sont partis, nous en payons le prix, nous mettons des jours voire des semaines à nous rétablir. Encore une fois, personne ne connaît le sacrifice qu'il faut faire pour pouvoir voir nos amis une fois de temps en temps, les difficultés avec lesquelles nous vivons, les choix que nous faisons. Le monde ne nous voit que lorsque nous sommes fonctionnels.

Je ne me souviens pas quand je suis allée chez le dentiste ou le coiffeur pour la dernière fois. Finalement, mon mari m'a coupé les cheveux à la maison, car ils étaient devenus incoiffables.

Partout dans le monde, des milliers de jeunes malades

passent toute leur journée dans des pièces calmes et dans le noir, ne pouvant tolérer aucune stimulation sensorielle. Certains sont incapables de se nourrir eux-mêmes, tandis que d'autres ne se déplacent qu'en traînant leur corps de poupées de chiffon sur le sol, dans leur maison. Avec des décennies de souffrances insupportables, de douleurs intenses et sans fin en vue, beaucoup se sont suicidés, et les experts rapportent un excès de décès dus au cancer et à l'insuffisance cardiaque.[A,B,C]

Pourtant, la communauté médicale ignore en grande partie l'ampleur de nos souffrances, l'étendue de notre incapacité, la nature grave et multi-systémique de notre maladie, la multiplicité de nos symptômes et notre douleur physique. Quand nous sommes trop malades, nous ne pouvons pas aller chez le médecin, et quand nous y allons, nous avons l'air tout à fait normaux et tous les tests standards sont négatifs.

Le docteur ne me voit pas ramper par terre. Le médecin ne sait pas que je ne me douche pas tous les jours ou que je ne me brosse pas les dents deux fois par jour comme tout le monde. Il ne se rend pas compte de mes maux de gorge fréquents, de mon manque d'équilibre, de mes difficultés à lire, de mes contractions musculaires ou de mon intolérance au son et à la lumière, ou du fait que je ne puisse pas rester debout assez longtemps pour prendre une douche. La seule solution est de m'assoir par terre. Mon médecin n'était certainement pas là pour me soigner la fois où j'étais trop faible pour manger.

Le nom confus, banalisant et inapproprié de la pathologie « Syndrome de fatigue chronique » ne fait qu'ajouter à la

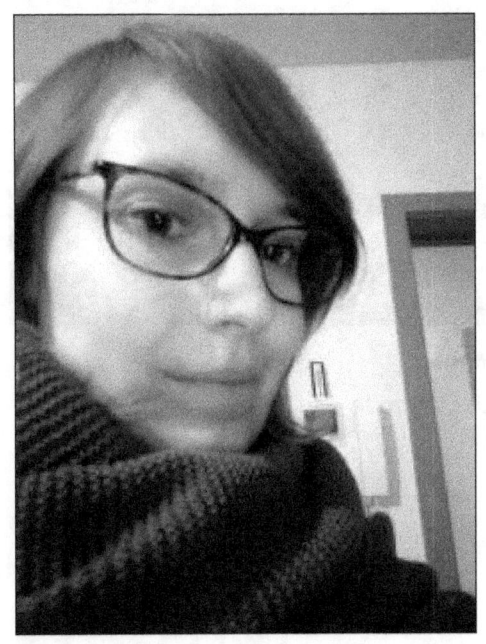

Ce que les gens voient

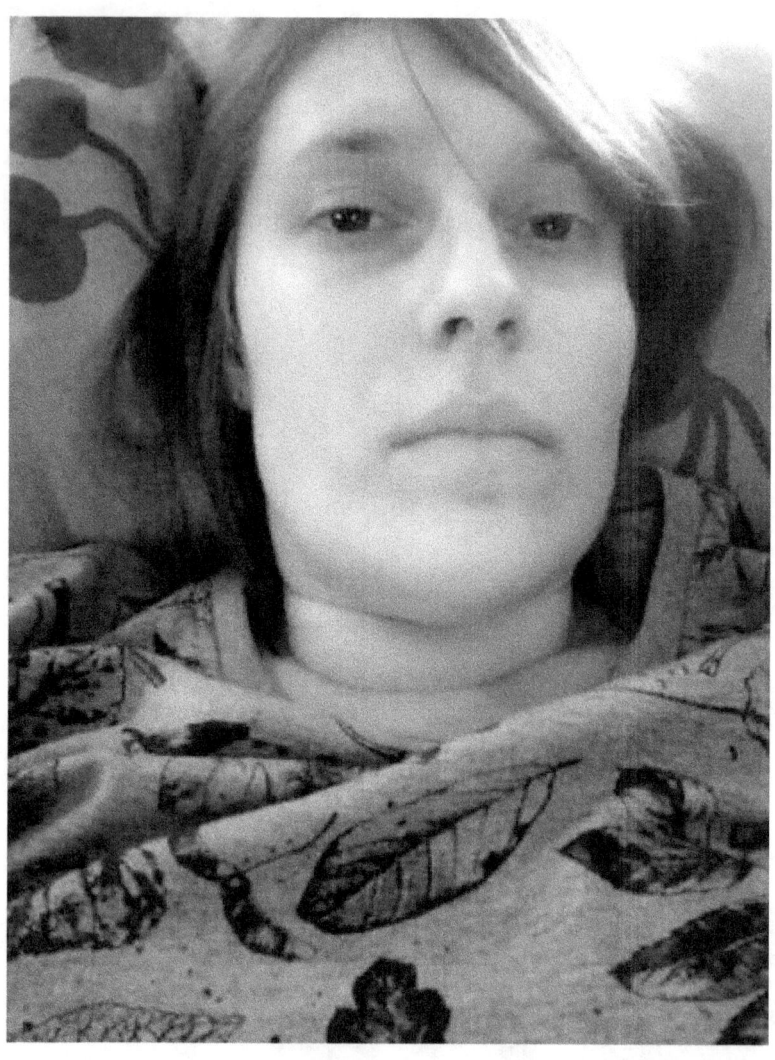

Notez le faciès myopathique. Les patients atteints d'EM sont vraiment malades ; telle est l'étendue de notre faiblesse musculaire.

Ce que les gens ne voient pas. Cette jeune femme est malade depuis ses 12 ans.

confusion et à la banalisation de la maladie. Il sert à renforcer l'impression qu'il n'y a rien de vraiment anormal. En effet, nous sommes invisibles.

De nombreux patients reçoivent un diagnostic erroné de maladie psychologique, comme la dépression, ou entendent dire que c'est dans leur tête. Ce n'est pas seulement inutile, c'est aussi nuisible. Ce diagnostique prive les patients de l'option d'une bonne prise en charge, et une approche psychologique de « pensée positive », encourageant les patients à ignorer leurs symptômes et à poursuivre leur activité, ou pire, à faire de l'exercice. C'est la pire solution possible. Les séquelles peuvent être graves et de nombreux patients ne s'en remettent jamais. Dans la recherche malencontreuse de traitements psychologiques ou psychiatriques, certains patients sont même incarcérés dans des établissements psychiatriques !

La situation est encore plus choquante pour les enfants.[D] Dans tout le pays, des procédures de protection de l'enfance sont intentées contre les parents qui essaient de protéger leurs enfants malades contre des traitements nocifs forcés. Les accusations de Munchausen par procuration ou de maladie factice et induite sont nombreuses. Certains enfants ont été retirés de leur foyer d'accueil et placés dans des hôpitaux et des institutions où ils ont été systématiquement maltraités par des professionnels bien intentionnés qui veulent les forcer à faire de l'exercice. Il va sans dire que la santé de ces enfants ne fait que s'aggraver et qu'ils sont sévèrement traumatisés.

**http://voicesfromthe
shadowsfilm.co.uk/**

**http://bit.ly/ChldnW
mecfsVidMay2018**

Le repos et le rythme des activités sont EXTRÊMEMENT importants dans la prise en charge de cette maladie. C'est le principal moyen de traitement car, malheureusement, même lorsqu'un patient est pris au sérieux et qu'il reçoit le bon diagnostique, les médecins n'ont pas de remède efficace à offrir. Pendant des décennies, cette maladie invisible n'a guère retenu l'attention de la communauté scientifique et de la recherche, et notre compréhension de ses causes est extrêmement lacunaire, ne parlons même pas des traitements potentiels.

L'effort physique pour l'EM – la science :

http://bit.ly/VoicesGET

A. « Mortality in Patients with Myalgic Encephalomyelitis and Chronic Fatigue Syndrome », du Jason et al.
Fatigue. 2016;4(4):195-207.
https://www.ncbi.nlm.nih.gov/pubmed/28070451
B. « Causes of death among patients with chronic fatigue syndrome », du Jason et al.
Health Care Women Int. 2006 Aug;27(7):615-26.
https://www.ncbi.nlm.nih.gov/pubmed/16844674
C. Adieu - un dernier message d'Anne Örtegen
http://bit.ly/HR-AnneO-Farewell
D. « False Allegations of Child Abuse in Cases of Childhood Myalgic Encephalomyelitis »,
de Jane Colby, directeur exécutif du Tymes Trust.
Argument and Critique. July 2014.
http://bit.ly/TTChildAbuse

Le réconfort
dans la créativité

Dans mon exil, j'ai commencé à explorer ma créativité. Les enfants et moi avons joué avec des métiers à tisser des bracelets élastiques et des perles Hama. J'en ai pris des photos et des vidéos. Avant d'être diagnostiquée correctement, le médecin du travail m'avait dit que j'avais un « stress lié au travail » et m'avait recommandé une bonne dose de jeu d'enfant ! Et c'était vraiment agréable de « perdre du temps » à faire des choses simplement parce qu'elles étaient amusantes, comme faire toute une flotte d'hippocampes multicolores.

À un moment donné, j'ai commencé à jouer du piano. Il m'a fallu des mois et des mois de crashs répétés avant de pouvoir faire cela et j'ai fini par apprendre à rester à la maison afin de garder une certaine stabilité. Je ne pouvais jouer que sur de très courtes périodes. Une demi-heure, c'était trop long. Toute mon énergie était dépensée, je devenais très faible, je commençais à trembler, et je devais me reposer au lit.

Je tremble parce que mes muscles sont incapables de maintenir une posture stable. Mes genoux tremblent et je ne peux pas me tenir debout. Quand je lève une main, ça se manifeste par un tremblement. La même chose arrive après une partie d'échecs. L'effort mental consomme plus d'énergie que ne peut en fournir ma mitochondrie malade, drainant ainsi les réserves disponibles. En d'autres termes, je ne dois même pas trop *réfléchir* !

> Les mitochondries sont les moteurs de chaque cellule du corps. Elles brûlent du carburant (sucres, graisses) pour produire de l'énergie (molécules d'ATP).

Je ne suis plus capable de jouer du piano. Je rêve du jour où je pourrai en profiter à nouveau, mais pour l'instant, je dois me contenter de regarder les succès de mes enfants, filmés sur vidéo, surtout pendant les heures sombres au lit quand je suis trop faible pour bouger autre chose que mes bras.

Après les jouets artisanaux créatifs, mon attention s'est tournée vers les feuilles de musique colorées que j'avais faites pour mon fils au fil des ans. J'ai décidé de les concevoir correctement sur l'ordinateur, car j'avais besoin de plus de musique pour les enfants. Bientôt, je me suis retrouvée à écrire des leçons très faciles pour accompagner la musique, en gardant à l'esprit les autres parents.

La publication était une utopie, mais j'ai continué à mettre mes idées sur papier. Je n'ai pas pu m'en empêcher, car je suis professeur dans l'âme. L'enseignement était le seul domaine dans lequel j'excellais encore, même si j'ai vécu l'enfer en ignorant que j'étais malade.

Maintenant, les idées n'arrêtaient pas de surgir. J'ai écrit des leçons progressives et arrangé la musique autour, remplissant huit livres. Le professeur en moi me lançait un appel. C'est une façon tellement amusante et facile pour les débutants de jouer de la musique, je voulais que tous les enfants, et tout adulte qui a toujours souhaité pouvoir jouer, l'essaient !

Il n'y a pas besoin de s'inquiéter des leçons de musique. Contrairement aux autres livres de musique, mes livres sont destinés à être utilisés à la maison par les parents plutôt que par les professeurs de musique. C'est une excellente façon de commencer pour toute personne qui n'est pas convaincue de l'importance d'une leçon bien formalisée. Même pour ceux qui n'ont aucunement l'intention de prendre des leçons, ils constituent une grande banque de plaisir facile.

Peu à peu j'ai réussi à faire publier les trois premiers livres de la série. Ils se trouvent sur Amazon, avec le titre « Fun Piano for Children » et numé-rotés Livre 1, Livre 2 et Livre 3.

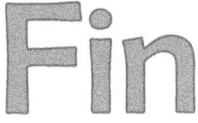

« Je partage mon temps à la clinique entre [des malades de l'EM/SFC et des malades du VIH] et je peux vous dire que si j'avais à choisir entre ces deux maladies, je préfèrerais avoir le VIH. »

Dr. Nancy Klimas

Directrice de l' Institute for Neuro Immune Medicine, Nova Southeastern University

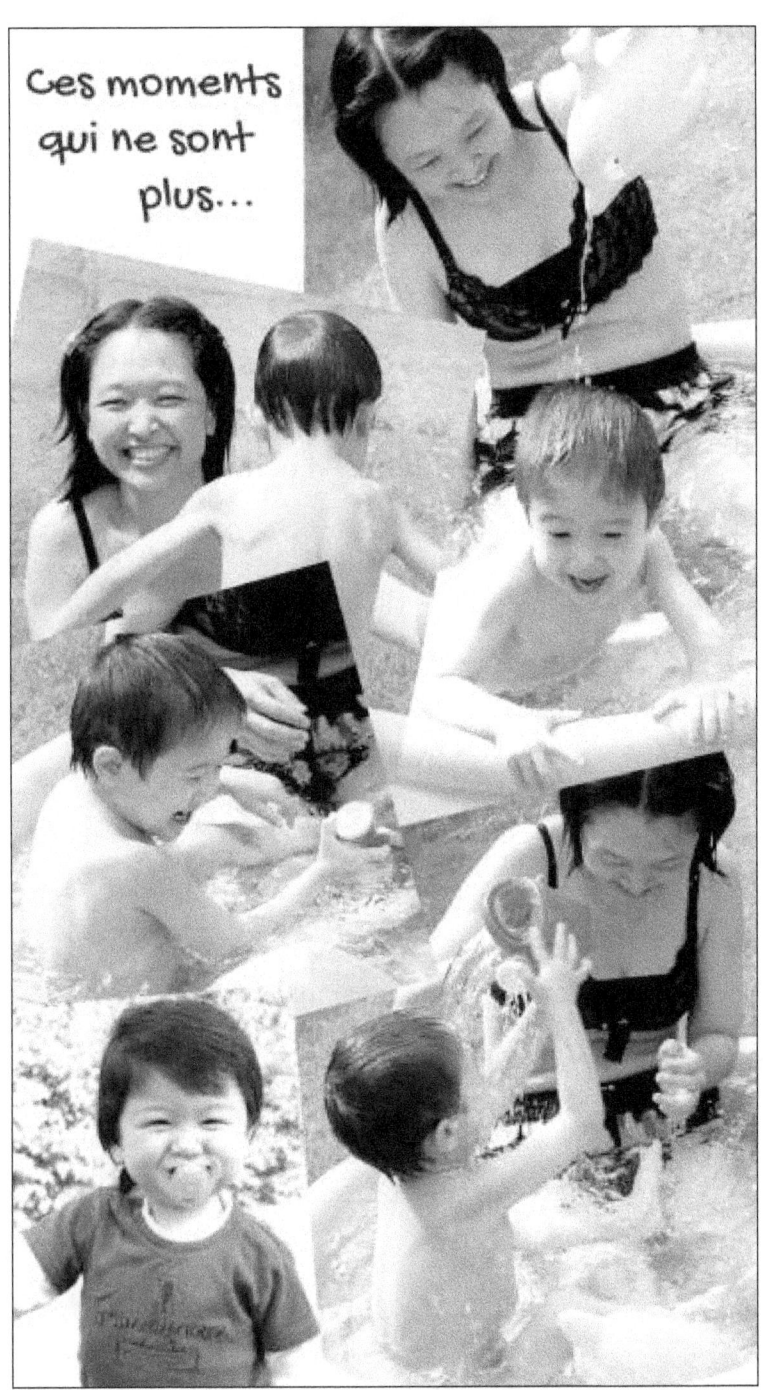

Ces moments qui ne sont plus...

Le coin des médecins : Ressources

Comment poser le diagnostique de l'E.M. :

http://bit.ly/IntConsPrimerME2012

Comment exclure d'autres pathologies :

http://bit.ly/IACFS-ME-primer-2014

Danger de faire de l'exercice :

http://bit.ly/EmAus-PEM-GET-2017

L'EM en pédiatrie :

https://doi.org/10.3389/fped.2017.00121

Page web du CDC sur l'EM/SFC :

(CDC = Centers for Disease Control and Prevention)

http://bit.ly/CDCme-cfsHP

Le coin des médecins :
4 vidéos et une histoire

Résumé par le Dr. David Kaufman :

http://bit.ly/D-KaufmanMEcfs2018

Série éducative du Centre Bateman Horne :

http://bit.ly/BHC-mecfs

Mitochondrie pas hypocondrie en BD :

http://bit.ly/MitoNotHypo

L'EM en pédiatrie :

http://bit.ly/SpeightRoweVids2018

Histoire par Dr. Byron Hyde :

http://bit.ly/TheTerribleTale
OfAmyBrown

Bilan critique :

Thérapie par l'exercice graduée pour l'EM/SFC

- Des études ont été menées chez des patients ayant un niveau de fonctionnement élevé mais qui n'avaient peut-être pas d'EM/SFC. Par conséquent, ces études ne s'appliquent pas aux patients qui sont confinés à la maison ou alités.

- Les critères de recrutement généraux ne nécessitaient pas de souffrir de malaise post-exercice, un critère diagnostique essentiel pour l'EM.

- La déclaration inappropriée des risques et le taux élevé d'abandon signifient qu'on ne peut pas présumer que la thérapie par l'exercise gradué est sûre. Les enquêtes auprès des patients font état de taux très élevés d'effets secondaires négatifs (60-82 %).

- Les résultats subjectifs sont très susceptibles d'être biaisés.

- Les résultats objectifs montrent que TEG est inefficace dans le traitement de l'EM/SFC.

http://bit.ly/GET-crit-rv-MarkVink

Bilan critique :

Thérapie cognitivo-comportementale pour le SFC/ME

- La plupart des études portaient sur des patients en assez bonne santé pour se rendre à la clinique, y compris certains dont le fonctionnement était presque normal. L'étude ne s'appliquait pas aux patients confinés chez eux.

- Les critères d'entrée généraux comprenaient une forte proportion de patients atteints de morbidité psychiatrique et de patients qui n'étaient pas nécessairement atteints d'EM.

- Les résultats subjectifs étaient très susceptibles d'être biaisés.

- Seulement un patient sur sept a fait état d'une légère réduction de la fatigue, de courte durée et subjective.

- Aucune amélioration n'a pu être mesurée de façon objective telle que forme physique, prestations sociales, et heures travaillées.

- Un patient sur cinq a subi un préjudice.

http://bit.ly/CBT-crit-rv-MarkVink

Le coin des médecins :
Une boule de cristal

Mon patient sera-t-il à nouveau apte au travail ?

Revue de la littérature :
Réadaptation au travail et retraite pour
raisons médicales pour les patients
atteints d'EM/SFC

http://bit.ly/Vink-WorkRehab-MedRetirement

Résumé (Anglais) :
http://bit.ly/WorkRehab2019

Le résumé en français peut être consulté ici,
dans le grand encadré vert :
http://bit.ly/DrHngIntro2ME-French

« Le fait que le Dr. Hng ait dû souffrir si longtemps avant d'être diagnostiquée constitue une réflexion sérieuse sur l'éducation médicale actuelle au Royaume-Uni.

Malgré le fait qu'elle était elle-même médecin, qu'elle était très avancée dans sa carrière médicale, qu'elle avait le Certificat de compétence médicale et qu'elle était enseignante en médecine, elle avait clairement été privée de connaissances suffisantes sur l'EM pour être en mesure de poser son diagnostic. Cela reflète le déni virtuel de la réalité de l'EM avec lequel une grande partie de la profession médicale britannique traite actuellement cette maladie. »

Dr. Nigel Speight

Chef de clinique, Pédiatre et spécialiste de l'EM

Epilogue

UN NOUVEL OBJECTIF

Lorsque j'ai commencé à écrire, ma vision était de mettre à la disposition des médecins un livre qui leur montrerait ce que c'était que d'être vraiment malade de l'encéphalomyélite myalgique. Je voulais que les médecins se rendent compte qu'il s'agit d'une vraie maladie, qu'elle n'est pas du tout anodine et qu'elle n'est pas d'origine psychologique. Je voulais que les patients sachent que leur souffrance est réelle et qu'ils ne l'imaginent pas. Et je voulais donner aux malades un moyen d'expliquer aux autres ce qui ne va pas chez eux, et leur permettre d'être crus par leur famille et leurs amis, d'être compris.

A cette fin, je me suis efforcée de rendre le livre disponible sur Amazon. En tant que novice complète dans le monde de la création littéraire et de l'édition, et avec une énergie limitée, cela m'a semblé un objectif satisfaisant. Comme j'avais tort !

En écrivant ce livre, en communiquant avec d'autres per-sonnes qui souffrent, en lisant sur le sujet et en établissant des liens avec des défenseurs et des experts, j'ai appris tellement de choses. Dès la sortie du livre, j'ai réalisé que ce n'était pas la fin, mais seulement le début. C'était le début d'une mission d'éducation et de plaidoyer pour la vie. Comme des milliers d'autres patients avant moi, beau-coup plus malades que moi, c'est mon destin de me joindre à la lutte pour une reconnaissance et un traitement appro-priés, au nom de ceux qui ne peuvent se battre pour eux-mêmes.

Je dirige maintenant un grand groupe international sur Facebook où j'éduque, défends et soutiens. Les lecteurs sont invités à se joindre à moi. Le groupe s'appelle **Dr Hng's ME/CFS Friends.**

Il se passe beaucoup de choses dans le monde en ligne. Il y a un rôle qui convient à chaque individu, quelle que soit la quantité d'énergie qu'il peut donner. Les membres du groupe ont produit un album étonnant, contenant de la musique et des poésies originales, écrites et interprétées par des patients atteints d'E.M. et leurs familles venant de partout dans le monde. Un échantillon de ce que nous avons à offrir se trouve à l'adresse suivante : **http://bit.ly/Music4MEpageFB** Pour acheter l'album ou faire un don pour l'éducation médicale sur l'encéphalomyélite myalgique, regardez les détails pages 4 et 5.

Pour atteindre le plus grand nombre de personnes possible, ce livre a été traduit en tchèque, en français et en polonais et d'autres traductions sont en cours. Nous travaillons également sur des versions audio et électroniques. J'espère qu'avec le temps, de nombreuses autres langues seront ajoutées.

Dans les coulisses, je travaille avec d'autres personnes pour explorer les options en éducation médicale. Si vous pensez pouvoir nous aider, n'hésitez pas à nous contacter.

Nous sommes malades, mais nous sommes nombreux. Ensemble, nous apporterons le changement et améliorerons la situation. Rejoignez-nous !

Motion passée au Parlement Britannique 24/1/2019

Cette assemblée :

- Appelle le Gouvernement à founir un financement accru pour la recherche biomédicale pour le diagnostique et le traitement de l'EM.

- Soutient l'arrêt de la thérapie par l'exercice gradué et la thérapie cognitivo-comportementale.

- Soutient une mise à jour de la formation des médecins généraux et des professionnels de santé pour s'assurer qu'ils disposent d'une orientation claire sur le diagnostic de l'EM et de conseils de gestion appropriés pour refléter le consensus international sur les meilleures pratiques.

- Est préoccupée par les tendances actuelles qui consistent à soumettre les familles des malades de l'EM à des procédures injustifiées de protection de l'enfance.

http://bit.ly/MEdebateJan2019H

Postface

TOUT EST DANS TA TÊTE

Encéphalomyélite Myalgique ou Syndrome de Fatigue Chronique ?

Le nom correct pour ma maladie est Encéphalomyélite Myalgique (EM). Le Syndrome de Fatigue Chronique (SFC) n'est pas un diagnostique, mais un ensemble de symptômes. Il ne représente pas une entité pathologique spécifique. Certains critères diagnostiques du SFC excluent spécifiquement les symptômes de l'EM les plus graves ou n'exigent pas le symptôme cardinal de l'épuisement neuro-immun post-exercice (aussi appelé malaise post-effort), c'est-à-dire l'aggravation de tous les symptômes après toute activité « excessive ». En effet, les cas d'EM peuvent être exclus d'un diagnostique de SFC, et le manque de spécificité signifie que les patients fatigués par une multitude d'autres causes peuvent recevoir un diagnostic de SFC.

Par conséquent, bien que de nombreux patients atteints de SFC soient atteints d'EM, le fait de recevoir un diagnostic de SFC revient en vérité à dire : « Vous répondez à ces critères et nous dirons que vous avez le SFC, mais nous n'avons pas vraiment diagnostiqué ce qui ne va pas chez vous ». Le syndrome de fatigue chronique n'est donc pas un diagnostic.

Dans de nombreuses régions du monde, l'encéphalo-myélite myalgique n'est pas reconnue et seul le terme syndrome de fatigue chronique est utilisé. Les deux noms sont aussi souvent collés ensemble dans différentes per-mutations. On a l'impression qu'après l'invention du syn-drome de fatigue chronique non diagnostiqué, l'EM a été mêlée à une maladie fatigante, de sorte qu'il n'était plus nécessaire de la traiter comme une maladie physique grave, mais simplement comme une maladie psychologique ou psychosomatique.[1] Bien des personnes pensent que c'était voulu: il y aurait eu des effets importants sur le coût des prestations sociales et sur les prestations d'assurances. Cette confusion des noms est devenue si répandue qu'en pratique, il est souvent difficile d'abandonner le terme SFC sinon à empêcher les patients de recevoir les soins appropriés.

L'utilisation incorrecte du terme SFC comme synonyme d'EM et la promotion irresponsable des traitements psychologiques pour « l'EM/SFC » dans les directives officielles, ont entraîné un manque de compréhension parmi les praticiens et ont persuadé les gens que l'EM est un état psychologique. La recherche utilisant les critères diagnostiques du SFC a produit des résultats insignifiants qui sont malheureusement encore aujourd'hui à la base des traitements psychologiques imposés aux patients atteints d'infarctus du myocarde. Cependant, la thérapie cognitivocomportementale (TCC), qui vise à « remettre en question les croyances inutiles »,[2] et la thérapie par l'exercice graduel (TEG)[3] sont inefficaces pour l'EM.[4-7] Car elles sont dangereuses.[6-11]   [Ref 1 pages. 88-97]

L'encéphalomyélite myalgique n'est pas une maladie psychologique ou mentale, une névrose ou un problème de comportement. C'est une maladie organique, avec une pathologie identifiable et mesurable. Il s'agit en fait d'une maladie neuro-immune multi-systémique grave.[12-19]
[Ref 1 pages. 5, 98-221]

Les critères diagnostiques de référence pour l'EM sont les critères du Consensus international de 2011 (CCI). Celui-ci a été par la suite développé pour devenir un guide de référence.[13] Les critères de diagnostic de l'Institut de médecine de 2015 (Institute Of Medicine) gagnent également en popularité en raison de leur simplicité.[14] En établissant un diagnostic d'EM, il est important d'écarter d'autres causes possibles à ces symptômes, car il n'existe actuellement aucun critère de diagnostic qui permette une approche simple.[15] Le test d'exercice cardio-pulmonaire sur deux jours permet de déterminer les caractéristiques du malaise post-effort de l'EM, mais son emploi n'est pas sans problème.

L'un des critères diagnostiques les plus influents, mais aussi le moins spécifique et le moins significatif, pour le syndrome de fatigue chronique, est le critère d'Oxford de 1991,[20] qui exclut explicitement les maladies du cerveau (excluant donc l'EM) et comprend certains troubles psychiatriques. Il est clair que les résultats de toute recherche basée sur cette définition imprécise ne peuvent être appliqués aux patients atteints d'EM, et en effet, l'Agency for Healthcare Research and Quality (AHRQ) et les

National Institutes of Health (Instituts Nationaux pour la Santé) ont recommandé en 2014 que la définition d'Oxford soit retirée de l'utilisation dans les recherches futures.[21,22]

Pour mieux comprendre cette question complexe, voici un article révélateur sur le journalisme d'investigation :

http://bit.ly/TullerWorsThanTheDis [23]

On y trouve également une analyse approfondie de la politique de la recherche faussée, publiée par le Centre for Welfare Reform en 2016.[24] De plus, le rapport « MAGICAL MEDICINE: HOW TO MAKE A DISEASE DISAPPEAR » de Malcolm Hooper, professeur émérite de chimie médicinale, publié en 2010, est détaillé et très choquant.[1]

http://bit.ly/InTheExpOfRecovery [24]
http://bit.ly/MagicalMedicine2010 [1]

Il faut positiver !

Même à l'heure actuelle, des « traitements » psycholo-giques sont activement développés et promus pour l'EM/SFC, ce qui incite les patients à penser à leurs symptômes, les encourageant de façon alarmante à dépasser leurs limites et les accusant eux-mêmes de ne pas essayer assez fort, quand leur état ne s'améliore pas ou empire !

En Grande-Bretagne et en Europe, le récit psychologique s'inscrit avec ténacité dans les directives officielles, les recherches cliniques et de nombreux services spécialisés. L'éducation médicale ignore largement l'existence de l'EM ! Pendant ce temps, face à l'impuissance médicale, les « traitements » commerciaux coûteux s'attaquent aux per-sonnes désespérées et vulnérables. Cela va du supplément miracle au blabla pseudoscientifique.

J'exhorte tous mes lecteurs à se méfier de tout traitement qui utilise une approche de l'esprit sur la matière et qui vous dit de ne pas écouter votre corps. Même lorsque des données d'essais cliniques sont citées, je vous conseille vivement d'examiner vous-même les données probantes et de lire tous les détails sur un traitement proposé avant de prendre votre décision. Posez-vous les questions suivantes au sujet de tout essai clinique :

1. Ont-ils recruté les bons patients ? Ou leurs critères d'admission sont-ils si vagues qu'ils auraient pu recruter des patients qui souffrent de dépression ou d'anxiété plutôt que d'EM/SFC ? N'oubliez pas que de nombreuses affections peuvent causer la « fatigue qui dure depuis six mois » utilisée dans les critères diagnostiques peu rigoureux du SFC, et que tout essai clinique utilisant les critères insignifiants d'Oxford n'est pas applicable aux patients atteints d'EM.

2. D'où viennent les patients de l'étude ? Sont-ils un public captif qui aurait pu être facilement manipulé, par exemple des patients qui se rendaient à la clinique du chercheur en chef et qui espéraient profiter financièrement d'un traitement en particulier ? Y a-t-il un préjugé de sélection ? Par exemple, si seulement une minorité des patients approchés acceptait de participer à une étude, qu'est-ce qui distingue ceux qui étaient d'accord de ceux qui ne l'étaient pas ? La différence pourrait

être que certains patients atteints d'EM (bien que peut-être étiquetés comme ayant le SFC, le SFC/EM ou un autre nom combiné) savent par expérience qu'un traitement proposé est nocif, alors que d'autres sont en fait des patients « fatigués » qui peuvent avoir une composante psychologique importante ou d'autres facteurs.

3. Quel est le paramètre à l'étude ? Par exemple, il peut s'agir d'un retour au travail, d'une amélioration fonctionnelle ou d'effets psychologiques. S'agit-il d'un paramètre objectif et mesurable ou d'un paramètre subjectif et auto-évalué ? Ce dernier point n'a aucun sens lorsqu'on étudie une approche psychologique ou une méthode de lavage de cerveau (par ex. la TCC = Thérapie Cognitivo-Comportementale), où les participants sont programmés pour donner des réponses positives.

4. L'étude a-t-elle mesuré les critères d'évaluation prévus à l'origine ou les balises ont-elles été déplacées avant que l'étude ne soit publiée ?

5. Si un essai donne un résultat positif, ce résultat est-il vraiment positif pour l'EM ou est-il inapplicable à l'EM en raison de critères d'admission dénués de sens (voir point 1) et de la partialité du choix (voir point 2) ? Le critère d'évaluation choisi est-il significatif (voir point 3) ? Et le résultat est-il basé sur le point final choisi à l'origine (voir point 4), ou simplement sur une version modifiée qui a été conçue pour produire un résultat positif ?

6. Enfin, existe-t-il un conflit d'intérêts potentiel, comme un traitement commercial qui coûte cher, ou des chercheurs qui travaillent aussi pour des compagnies d'assurance ? Malheureusement, tous les conflits d'intérêts ne sont pas correctement déclarés aux participants à l'étude ou dans les publications finales.

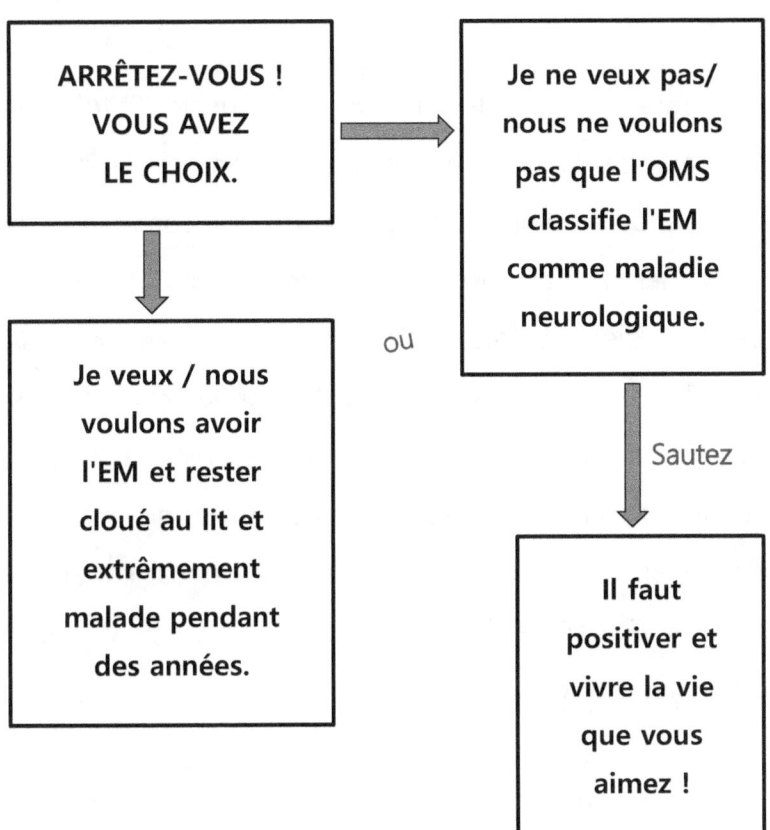

ARRÊTEZ-VOUS !
VOUS AVEZ
LE CHOIX.

Je ne veux pas/
nous ne voulons
pas que l'OMS
classifie l'EM
comme maladie
neurologique.

ou

Je veux / nous
voulons avoir
l'EM et rester
cloué au lit et
extrêmement
malade pendant
des années.

Sautez

Il faut
positiver et
vivre la vie
que vous
aimez !

Si cela ne fonctionne pas c'est de VOTRE faute, vous n'avez pas bien fait l'exercice demandé, vous n'avez plus qu'à dire et à vous comporter comme si vous étiez guéri, de toute façon vous finirez par vous écrouler.

Mon Processus Éclairant de Joan McParland

Dans votre pire intérêt

Au centre de la grande controverse autour de l'EM/SFC on trouve l'essai **PACE**,[25,1] publié dans The Lancet en 2011. Il est considéré comme responsable de la recommandation de la Thérapie Cognitivo-Comportementale (TCC) et Thérapie par l'Exercice Graduel (TEG) aux patients atteints d'EM dans les directives cliniques dans le monde entier.[26] Il est maintenant utilisé comme étude de cas avec vice de procédure scientifique par l'Université de Californie, Berkeley. En février 2018, il a été discuté lors d'un débat parlementaire au Royaume-Uni comme « l'un des plus grands scandales médicaux du 21e siècle ».[27]

> Regardez le débat sur l'essai PACE :
>
> **http://bit.ly/2oi5b1t**

Plutôt que de montrer que la TCC et la TEG sont des traitements efficaces pour l'EM, lorsque les données brutes de l'essai PACE, (qui utilisait les critères d'Oxford pour le

SFC), ont été analysées de nouveau par des chercheurs indépendants, il a été démontré que ni l'un ni l'autre des traitements n'était efficaces, même contre le syndrome de fatigue chronique.[4] Il convient de noter que l'extraction de ces données a nécessité une bataille juridique prolongée pour la liberté d'information, la tentative de bloquer leur divulgation ayant coûté au contribuable 245 745 £ (1 405 823,23 €) supplémentaires en frais juridiques,[28] en plus des 5 millions de £ (5 642 500,00 €) déjà dépensés pour le procès.[27] L'essai PACE était le seul essai clinique à avoir été partiellement financé par le Département du travail et des pensions.[1 p.4,19]

Prof. Brian Hughes, éminent psychologue, et le Dr. David Tuller, journaliste en santé publique, expliquent ici les graves problèmes que soulèvent l'essai PACE :

Qu'est ce qui ne va pas avec l'essai PACE ?

http://bit.ly/HughesTuller
VidOct2018

De nombreux autres essais cliniques tentent de prouver et de promouvoir les traitements psychologiques ou physiques privilégiés par la communauté des praticiens. Elles sont entachées de défauts méthodologiques et même éthiques. En voici quelques exemples, avec leurs critiques quelque peu troublantes :

L'essai **FINE** sur la « réhabilitation pragmatique » :
- http://bit.ly/TullerFINE
- https://phoenixrising.me/archives/11854
- https://bit.ly/2GVKsqE

GETSET sur l'exercice gradué :
- https://bit.ly/2KrjUQP
- http://bit.ly/TullerGETSET

L'essai **SMILE** sur The Lightning Process :
- https://bit.ly/2HGwE4e
- https://bit.ly/2HYTDLz
- https://bit.ly/2IQGjsT

Plainte présumée du General Medical Council (NDLT : équivalent du Conseil de l'Ordre des Médecins) contre un chercheur du SMILE, source inconnue, faits non vérifiés :

- http://bit.ly/SmileRisksPatientEvidence
- http://bit.ly/SmileIllegalTrading
- http://bit.ly/SmileUseChldnNotJstfd

L'Université de Bristol, qui a participé à l'essai SMILE, mène actuellement deux autres études sur *les enfants* – les études **FITNET-NHS** et **MAGENTA**. Le Dr. David Tuller commente :

- http://bit.ly/TullerFITNETnhsNov2016
- http://bit.ly/TullerFollowupFITNETNHS

La situation est identique dans toute l'Europe et cette manipulation de la science dure depuis des décennies :

- https://bit.ly/2l0Gce7
- http://bit.ly/MagicalMedicine2010
- (pages. 36-43)

Tandis que l'argent est dépensé sans fin à poursuivre cette absurdité, y compris cette nouvelle « étude fourre-tout » à **l'Université de Bath**, la recherche biomédicale sur les causes, les mécanismes de la maladie et les traitements de l'EM/SFC, lutte pour obtenir des financements.

- https://bit.ly/2rbGvYL

- https://bit.ly/2HGtE8e

Aujourd'hui, comme en désespoir de cause, une autre étude sur la TCC recrute des *couples* vivant avec le SFC, en raison du manque d'efficacité jusqu'à présent :

> « *...on croit que le fait d'impliquer les partenaires d'une manière constructive dans une intervention psychologique pour les patients atteints de SFC pourrait améliorer l'efficacité de l'intervention...* »

> http://bit.ly/2t5tmSL

Les partenaires et les conjoints des patients doivent-ils maintenant être formés pour étendre à leur domicile les violences psychologiques qui leur sont déjà infligées par leur service de santé ??

**http://bit.ly/Blowg-in
theWindMEvid**

« J'ai un souhait et un rêve : que les sociétés médicales et scientifiques s'excusent auprès de leurs patients atteints de l'encéphalomyélite myalgique. »

Dr. José Montoya

Professeur de médecine,
Centre médical universitaire de Stanford

Maladie fabriquée ou induite / phobie scolaire / Syndrome envahissant de refus ?

http://bit.ly/TTChildAbuse

ARRETONS LES DEGATS

http://bit.ly/ProtectYrself-1

Références

1. « MAGICAL MEDICINE: HOW TO MAKE A DISEASE DISAPPEAR »
   (LA MÉDECINE MAGIQUE : COMMENT FAIRE DISPARAÎ-TRE UNE MALADIE)
   Malcolm Hooper, livret en ligne, février 2010.
   http://bit.ly/MagicalMedicine2010

2. Manuel pour les thérapeutes: THERAPIE COGNITIVO-COMPORTEMENTALE POUR L'EM/SFC
   Mary Burgess et Trudie Chalder, groupe de gestion de l'essai PACE.
   http://me-pedia.org/images/b/b4/PACE-cbt-therapist-manual.pdf

3. Manuel pour les thérapeutes: THERAPIE PAR L'EXERCICE GRADUEL POUR L'EM/SFC
   Bavinton J, Darbishire L, White PD, groupe de gestion de l'essai PACE.
   https://me-pedia.org/images/8/89/PACE-get-therapist-manual.pdf

4. « Rethinking the treatment of chronic fatigue syndrome – A reanalysis and evaluation of findings from a recent major trial of graded exercise and CBT »

(Repenser le traitement du syndrome de fatigue chronique – Nouvelle analyse et évaluation des résultats d'un essai majeur récent de rééducation fonctionnelle et de TCC) Wilshire et al., *BMC Psychology (2018) 6:6*.
http://bit.ly/PACEre-analysed2018

5. **« No 'Recovery' in PACE Trial, New Analysis Finds »**
(Une nouvelle analyse annonce, lors de l'essai PACE, qu'on ne « guérit » pas)
Vincent Racaniello, *Virology Blog, 21 septembre 2016*.
http://www.virology.ws/2016/09/21/no-recovery-in-pace-trial-new-analysis-finds/

6. **« Graded exercise therapy for myalgic encephalomyelitis/chronic fatigue syndrome is not effective and unsafe. Re-analysis of a Cochrane review »**
(La thérapie par l'exercice graduel pour l'EM/SFC n'est ni efficace ni sûre. Nouvelle analyse d'un rapport de l'association Cochrane)
Mark Vink et Alexandra Vink-Niese, *Health Psychology Open, juillet-décembre 2018: 1–12*.
http://bit.ly/GET-crit-rv-MarkVink

7. **« Cognitive behavioural therapy for myalgic encephalomyelitis/chronic fatigue syndrome is not effective. Re-analysis of a Cochrane review »**
(La thérapie cognitivo-comportementale pour l'EM/SFC

n'est pas efficace. Nouvelle analyse d'un rapport de l'association Cochrane)

Mark Vink et Alexandra Vink-Niese, *Health Psychology Open, janvier-juin 2019: 1–23*

http://bit.ly/CBT-crit-rv-MarkVink

8. **Opposition à la thérapie par l'exercice gradué pour l'EM/SFC**

   VanNess et al., lettre aux fournisseurs de soins de santé, 2018.

   http://bit.ly/2s7zYms

9. **« No decisions about me without me »**

   (Résultats de l'enquête sur l'EM/SFC sur la gestion des maladies : « Pas de décisions me concernant sans moi »)

   The ME Association, mai 2015.

   http://bit.ly/MEAssSurvey2015

10. **« Myalgic encephalomyelitis / chronic fatigue syndrome patients' reports of symptom changes following cognitive behavioural therapy, graded exercise therapy and pacing treatments: Analysis of a primary survey compared with secondary surveys »**

    (Les patients atteints d'encéphalomyélite myalgique/ syndrome de fatigue chronique signalent des changements de symptômes à la suite d'une thérapie cognitivo-comportementale, d'une thérapie par l'exercice graduel et de traitements pour apprendre à gérer les niveaux d'activité : analyse d'une enquête primaire par rapport aux enquêtes secondaires)

Geraghty, Hann et Kurtev, *Journal of Health Psychology, 29 août 2017.*

http://journals.sagepub.com/eprint/hWSxVIBTzDtqisv afkhE/full

11. « Reporting of Harms Associated with Graded Exercise Therapy and Cognitive Behavioural Therapy in Myalgic Encephalomyelitis/Chronic Fatigue Syndrome »

(Déclaration des méfaits associés à la thérapie par l'exercice graduel et à la thérapie cognitivo-comportementale dans l'encéphalomyélite myalgique / syndrome de fatigue chronique)

Le bulletin de l' IACFS/ME, 2011;19(2): 59-111.

https://www.iacfsme.org/assets/Reporting-of-Harms-Associated-with-GET-and-CBT-in-ME-CFS.pdf

12. Site des Centres pour le contrôle et la prévention des maladies : l'EM/SFC

http://bit.ly/CDCme-cfsHP

13. « MYALGIC ENCEPHALOMYELITIS – Adult & Paediatric: International Consensus Primer for Medical Practitioners »

(ENCEPHALOMYELITE MYALGIQUE - Adultes et Pédiatrie : Consensus international sur la pratique médicale)

Carruthers et al., livret en ligne, 2012.
http://bit.ly/IntConsPrimerME2012

14. « Beyond Myalgic Encephalomyelitis/Chronic Fatigue Syndrome: Redefining an Illness »
(Au-delà de l'encéphalomyélite myalgique/ du syndrome de fatigue chronique : redéfinir une maladie)
Institut de Médecine, livret en ligne, février 2015.
https://www.ncbi.nlm.nih.gov/books/NBK274235/

15. « Chronic Fatigue Syndrome Myalgic Encephalomyelitis Primer for Clinical Practitioners 2014 Edition »
(Guide d'introduction à l'encéphalomyélite myalgique et au syndrome de fatigue chronique à l'intention des praticiens cliniques)
International Association for Chronic Fatigue Syndrome / Myalgic Encephalomyelitis (IACFS/ME), livret en ligne.
http://bit.ly/IACFS-ME-primer-2014

16. « Myalgic Encephalomyelitis / Chronic Fatigue Syndrome Diagnosis and Management in Young People: A Primer »
(Encéphalomyélite myalgique/ syndrome de fatigue chronique. Diagnostique et prise en charge chez les jeunes : Un abécédaire)
Rowe et al., *Frontiers in Paediatrics, Vol 5, Art 121, juin 2017.*
https://doi.org/10.3389/fped.2017.00121

17. Solve ME/CFS Initiative
https://solvecfs.org/

18. Emerge Australia
https://www.emerge.org.au/

19. L'Alliance nationale pour l'encéphalomyélite myalgique
https://web.archive.org/web/20180712184807/http://www.name-us.org/

20. « A report – chronic fatigue syndrome: guidelines for research »
(Un rapport - Le syndrome de fatigue chronique : lignes directrices pour la recherche)
Sharpe et al., *Journal of the Royal Society of Medicine, Vol. 84, pgs. 118-121.* Février 1991.
https://bit.ly/2I2SORO

21. « Diagnosis and Treatment of Myalgic Encephalomyelitis / Chronic Fatigue Syndrome »
(Diagnostique et traitement de l'encéphalomyélite myalgique / Syndrome de fatigue chronique)
Smith et al., *Evidence Report / Technology Assessment No. 219.* Décembre 2014.
http://bit.ly/AHRQmecfs2014

22. « Pathways to Prevention Workshop: Advancing the

Research on Myalgic Encephalomyelitis/ Chronic Fatigue Syndrome, Executive Summary. »

(Séminaire sur les moyens de prévention : Faire progresser la recherche sur l'encéphalomyélite myalgique/syndrome de fatigue chronique, résumé.)

National Institutes of Health, online publication, December 2014.

http://bit.ly/NIH-mecfs-Research-2014

23. « Worse Than the Disease » (Pire que la maladie)

David Tuller, *Undark: Truth, Beauty, Science.* 27 oct 2016.

http://bit.ly/TullerWorsThanTheDis

24. « "In the Expectation of Recovery" MISLEADING MEDICAL RESEARCH AND WELFARE REFORM »

(« Dans l'attente d'une guérison » RECHERCHE MALADIE ET REFORME DU SYSTÈME DE SANTÉ)

George Faulkner, Centre for Welfare Reform, livret en ligne, avril 2016.

http://bit.ly/InTheExpOfRecovery

25. « Comparison of adaptive pacing therapy, cognitive behaviour therapy, graded exercise therapy, and specialist medical care for chronic fatigue syndrome (PACE): a randomised trial »

(Comparaison de la thérapie pour apprendre à gérer ses niveaux d'activité, de la thérapie cognitivo-comportementale, de la thérapie par l'exercice graduel et des soins médicaux spécialisés pour le syndrome de fatigue chronique (PACE) : un essai randomisé)

White et al., *Lancet; 377: 823–365.* 5 mars 2011.

https://doi.org/10.1016/S0140-6736(11) 60096-2

26. **« Ethical classification of ME/CFS in the United Kingdom »** (Classification éthique de l'EM/SFC au Royaume-Uni)

Diane O'Leary, *Bioethics; 2019;00:1–7.*

https://doi.org/10.1111/bioe.12559

27. **« PACE Trial: People with ME »** (Essai PACE : malades de l'EM)

House of Commons Hansard, Volume 636, 20 février 2018.

http://bit.ly/PACEtrial

28. **« Major breakthrough on PACE trial »** (Percée majeure dans l'essai PACE)

George Faulkner, Centre for Welfare Reform, article de presse, 19 août 2016.

http://www.centreforwelfarereform.org/news/major-breaktn-pace-trial/00296.html

Remerciements

Toute ma reconnaissance va à mon rédacteur en chef, Milton Trachtenburg. Merci également à toutes les personnes qui ont relu, commenté, fourni des ressources ou, d'une manière ou d'une autre, influencé le livre.

Je remercie tout particulièrement Lenka Goldšmídová pour la traduction en tchèque, Corinne Bourvon pour la traduction en français, Joanna Osesik pour la traducation en polonais, la **CFS-ME Organizzazione di Volontariato** pour avoir fourni une traduction en italien. Ma gratitude à Jacqueline Cox pour l'enregistrement du livre audio, à Julia pour avoir partagé votre expérience en tant que parent, à Joan McParland pour votre description révélatrice de votre « Processus éclairant », et à Nathalie Van Eynde et à une autre patiente malade, pour vos photos.

Merci également à de nombreuses autres personnes et organisations, dont Nigel et Michelle Henshaw, Sharleen Harty, Janice Johnson, mon équipe d'administration Facebook et les personnes qui ont contribué à notre collecte de fonds musicale ainsi que mes collègues qui ont collaboré à l'éducation médicale. Vous savez tous comment vous avez contribué à faire avancer la cause.

Enfin, je remercie sincèrement **l'association Irlandaise de l'EM/SFC** et **Hope 4 M.E. & Fibromyalgia Northern Ireland**, qui ont acheté des livres pour les distribuer aux membres de la profession médicale.

Ensemble, nous éduquons des gens partout dans le monde. Ensemble, nous ferons une différence !

Au sujet de l'auteur

Le Dr. Hng est interne en gastroentérologie au Royaume-Uni. Ses titres de compétences comprennent son diplôme de médecine de base MBChB, son 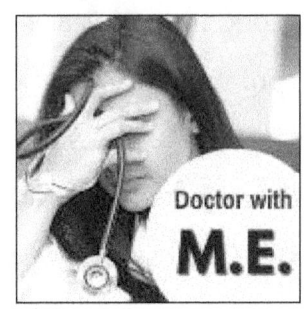 adhésion au Collège royal des médecins (MRCP), son certificat d'études postdoctorales en médecine du travail (PGCert in WBME) et son titre de membre de la Higher Education Academy (FHEA).

Le Dr. Hng excelle en tant qu'enseignante. Auparavant, elle a été chargée de cours, puis chargée de cours honoraire, à la Manchester Medical School, la plus grande école de médecine du pays. Elle est l'auteure du module en ligne de troisième année sur les maladies hépatiques, biliaires et pancréatiques. Malgré son combat contre cette maladie débilitante, le Dr. Hng tente maintenant de relever le plus grand défi pédagogique de sa vie – éduquer la profession médicale à l'encéphalomyélite myalgique !